病理知多少

借你一双慧眼，看透疾病本质

中国科学技术出版社

·北京·

U0351243

图书在版编目（CIP）数据

病理知多少：借你一双慧眼，看透疾病本质 / 张艳琼，易祥华，杨承纲主编 . — 北京：中国科学技术出版社，2024.7

ISBN 978-7-5236-0791-6

Ⅰ．①病… Ⅱ．①张… ②易… ③杨… Ⅲ．①病理学－基本知识 Ⅳ．① R36

中国国家版本馆 CIP 数据核字 (2024) 第 110569 号

策划编辑	王久红	
责任编辑	王久红	
装帧设计	佳木水轩	
责任印制	徐　飞	

出　　版	中国科学技术出版社
发　　行	中国科学技术出版社有限公司
地　　址	北京市海淀区中关村南大街 16 号
邮　　编	100081
发行电话	010-62173865
传　　真	010-62179148
网　　址	http://www.cspbooks.com.cn

开　　本	787mm×1092mm　1/32
字　　数	111 千字
印　　张	6.25
版　　次	2024 年 7 月第 1 版
印　　次	2024 年 7 月第 1 次印刷
印　　刷	北京博海升彩色印刷有限公司
书　　号	ISBN 978-7-5236-0791-6/R・3292
定　　价	58.00 元

编者名单

主　编　张艳琼　上海交通大学医学院附属松江医院病理科
　　　　易祥华　上海同济大学附属同济医院病理科
　　　　杨承纲　北京大学肿瘤医院云南医院病理科
副主编　张　辉　上海市松江区妇幼保健院妇产科
　　　　朱晓丽　上海复旦大学附属肿瘤医院病理科
　　　　包维莺　上海交通大学医学院附属松江医院血液科
　　　　姜　波　上海市松江区妇幼保健院病理科
　　　　杨育生　上海交通大学医学院附属松江医院病理科
　　　　孙玮玮　上海市第一人民医院病理科
编　者　张俊华　上海交通大学医学院附属松江医院普外科
　　　　戴　磊　上海交通大学医学院附属松江医院普外科
　　　　宋舒婕　北京大学肿瘤医院云南医院病理科
　　　　吴　琳　北京大学肿瘤医院云南医院病理科
　　　　董　岩　北京大学肿瘤医院云南医院病理科
　　　　郑雨薇　上海复旦大学附属肿瘤医院病理科
　　　　刘　萍　上海交通大学医学院附属松江医院病理科
　　　　梅嘉洺　上海交通大学医学院附属松江医院病理科
　　　　许　雷　上海交通大学医学院附属松江医院病理科
　　　　许燕燕　上海交通大学医学院附属松江医院病理科

内容提要

　　目前，在大众视野里，病理是个非常小众的学科。普通大众对病理的认知度极低，对病理检查更是陌生。为了让更多的普通大众能了解病理、走近病理，让神秘的、高不可测的显微镜下的世界清楚地展示在普通大众面前。作者从病理与肿瘤的关系，病理科与外科的关系，病理检查在肿瘤诊断中的作用，病理科的人员要求，病理标本的来源及分类，病理切片及病理涂片的制作，病理免疫组化和分子病理技术原理及其在病理诊断中的作用，术中冰冻病理诊断技术简介、临床应用，病理报告的产生，病理会诊，病理报告中关键字眼的理解及特殊病理报告的简单解读及相关知识等方面，对病理科几乎所有的工作内容进行了介绍。相信通过这样详细的相关病理知识的介绍，能让病理能走进普通大众，让病理不再是深不可测的神秘世界，加深普通大众对病理知识及病理科工作的了解和理解。

前 言

　　由于病理相关知识的匮乏，不了解病理的重要性，有患者及家属嫌麻烦，把外科医生给他手术切下的组织或包块直接丢弃，不做病理检查；或者到了病理科听说还要交病理检查的费用，嫌贵，自认为"手术都做了，还做什么化验呢"。就是病理科医生身边的亲戚朋友都有手术后因嫌麻烦不送病理检查的。待发生了不好的情况，如包块复发或转移，进行第二次手术时，医生问患者及家属第一次手术时的病理报告呢，几乎绝大部分患者和家属都是一脸茫然地问："医生，什么是病理检查？包块切都切了，还要做什么化验？做化验就能让包块不再长吗？"

　　作为病理医生，我们见证了太多因为对病理知识匮乏而对手术切除组织不进行病理检查，待肿瘤复发或发生转移后需进行二次手术时才送病理检查，因而错过恶性肿瘤最佳治疗时机的悲剧！

　　同样，我们也无力帮助那些已经做了常规病理检查，不能明确病理诊断，需加做而未做特定的辅助检查，最终影响有效治疗方案制订的病人和家属。患者做了常规病理检查，还需要进一步做免疫组化或分子病理来分析病变性质、肿瘤分类或恶性肿瘤靶向药物的治疗依据。许多患者因不明白做这些病理项目的重要性和必要性，拒绝做进一步的病理检查，尤其是门诊患者，只因加做这些病理检查需要收费，有的收费还比较高。虽然免疫组化和一些分子病理检查项目已进入国家医保，但患者和家属来病理科缴费时，个别人总会产生"又要我交钱""医生是要赚我的钱吧"等误解。尽管每次遇到这样的患者或家属，负责其病理诊断的医生都会耐心讲解其检查的重要性和必要性，但患者和家属还是毅然决然地放弃做相关病理辅助检查，待病情不断恶化发展到肿瘤晚期或症状很重了才来进行相关病理检查，结果已经错过了最佳治疗时机，常常是已无手术机会或需要进行根治性手术等晚期治疗。肿瘤晚期治疗不但治疗创伤大，手术效果和药物效果都不尽如人意，甚至可能已无药可救了！

作为病理医生，我们对此深感遗憾和无奈，也意识到自身责任的重大。本书通过图文并茂的形式，希望让普通大众理解手术切除组织的病理报告不是可有可无的；了解病理报告的形成并不是把标本塞进机器就会出具报告，也就能理解病理报告为什么需要更多的等待时间。只有普通大众理解了病理报告对肿瘤或非肿瘤性的诊断具有不可替代的作用，才能积极配合病理医生进行相应的病理辅助检查，得到及时的积极、精准、个性化肿瘤治疗。

书中还介绍了一些早癌筛查的知识，因为临床医生和病理医生除了"诊断和治已病"外，还有一个非常重要的职责是就是"防未病"，也就是肿瘤筛查的工作。早癌筛查工作的最大意义就是"发现一个早癌，挽救一个家庭"。早癌的发现和治疗，对社会和家庭来说都是一大幸事，不仅能节约我们医疗资源，还能使患者获得高质量的生活，进而挽救一个家庭。早癌的发现不只是临床医师和病理医生的职责，也是大众对自身健康管理应尽的义务，需要大众和医生共同努力来实现。

我们将通过简单易懂、图文并茂的 10 章内容介绍，带领大家进入神秘的病理世界。

张艳琼　易祥华　杨承纲

目　录

第 *1* 章

孪生兄弟：肿瘤与病理

王老伯最近总觉得肚子不舒服，还发现自己大便中带着血。王老伯的儿子不放心，带着王老伯到医院去做了个肠镜检查。做肠镜时，医生对王老伯的儿子说：你父亲肠子里长了个"瘤子"。

医生说的"瘤子"指的是什么呢？我们平时俗称的"瘤子"，指的就是"肿瘤"（图1-1）。

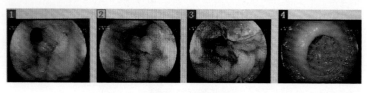

▲ 图1-1 肠肿瘤

一、肿瘤真不是"瘤子"那么简单

1.肿瘤是什么："看"得见"摸"得着

肿瘤是指机体在各种致瘤因素的作用下，局部组织细胞在基因水平上失去对组织细胞生长的正常调控，导致了克隆性的增生，在机体局部表现为一个新生物，或者表现为可以触摸的局部包块。

(1) 简单理解，肿瘤就是身体的某个部位的组织细胞不能控制地生长，形成可以触摸到或通过各种检查，如内镜如胃肠镜、纤支镜、膀胱镜等、X线片、CT、磁共振、PET-CT、B超等发现。用手可以触摸到的皮肤上或皮肤下的包块、浅表肿大的淋巴结，乳腺上的包块等；B超或CT等检查发现肝、肺、脾、胰腺等器官上的包块；做胃肠镜检查发现食管、胃和肠上的包块；盆腔B超或妇科专门的阴道超声或阴道镜检查发现子宫、卵巢、宫颈、阴道上的包块等。人体的各个器官、组织几乎都会发生肿瘤（除了牙齿和头发）。

(2) 肿瘤在显微镜下观察，是由两种成分组成，即肿瘤细胞和支撑肿瘤细胞的支架，就像一颗树一样，由树叶和支撑树叶的树枝、树干构成（图1-2）。肿瘤细胞称之为肿瘤的实质成分，支架部分称为肿瘤的间质成分（图1-3）。

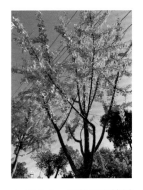 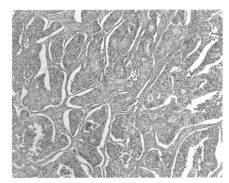

▲ 图1-2　树叶和支撑　　　　▲ 图1-3　肿瘤实质和间质
树叶的树枝、树干

2. 肿瘤三兄弟——善恶大不同

肿瘤分成三大类：良性肿瘤、中间型肿瘤和恶性肿瘤。决定肿瘤是良性还是恶性的是肿瘤里的实质成分——肿瘤细胞，也就是说，肿瘤细胞的良、恶性决定了肿瘤的良恶性；而支撑肿瘤细胞的支架细胞也就是间质细胞是不参与决定肿瘤良恶性的。

（1）良性肿瘤：是由形状和正常人体组织里的细胞形状一致或者差别不大的肿瘤细胞和间质细胞构成。良性肿瘤不会转移、复发及浸润。其生长方式一般为膨胀性生长，膨胀性生长可理解为肿瘤像气球一样的不断增大，外表光滑，在超声和影像上表现为一个界限清楚的包块。

> 绝大部分良性肿瘤单纯手术完整切除就可以了，对我们的身体健康不会有太大的危害。总之，绝大多数良性肿瘤就像温顺的小猫咪一样，可以和我们人体共生存；极少数特殊部位的良性肿瘤会对我们健康造成一定伤害，就像一只被惹恼的猫咪会抓我们，对健康造成一定的伤害。

良性肿瘤一般都长得慢，都是用"年"来计数的，良性肿瘤是缓慢变大的，一般也不会出现突然短期内长得很大，但也有例外，如良性肿瘤内发生了出血、液化变性也就是包块内发生了水肿时会突然增大。如果长了很多年的良性肿瘤突然短期内长得快、短期内变大，一定要警惕可能发生恶变了，一定要及时到医院检查、及时处理，以免耽误可早期治疗的最佳时机。良性肿瘤因长得慢又不破坏组织器官功能，一般情况下对我们人体健康影响小，最主要的影响就是压迫周围正常组织器官，但如果良性肿瘤长在心脏、大动脉的血管壁上等特殊部位，尤其是手术切除困难的部位，对人体的健康也会造成一定的危害，甚至导致死亡，幸运的是这样的肿瘤发病率很低。

(2) 恶性肿瘤：由细胞形态（状）明显不同于正常组织细胞的肿瘤细胞和肿瘤间质组成。肿瘤细胞大多数呈浸润性生长，少数为膨胀性生长，既会浸润、复发又会转移。这类肿瘤不仅影响身体健康，还会危及生命。

恶性肿瘤危害生命主要是因为肿瘤细胞侵犯周围组织器官、远处转移，恶性肿瘤细胞通过淋巴管及血管转移到人体淋巴结和其他远离肿瘤部位的器官，所到之处，都在搞侵犯和破坏：如转移到肺就破坏肺的呼吸功能，直到人不能呼吸；转移到肾，就破坏肾形成尿液、过滤和排除有毒有害物质的功能，导致有毒有害物堆积在人体的心、肺、脑等重要脏器，直至人体死亡；转移到脑，恶性细胞就破坏脑细胞，从而破坏脑功能，我们都知道大脑是人体活动的指挥中心，如果指挥中心都被捣毁了，人还能活吗？

恶性肿瘤细胞所到之处绝无完好的器官功能，这也就是人们谈"癌"色变的主要原因。老百姓口中的"癌"泛指恶性肿瘤，但病理上的恶性肿瘤不止是只有癌，还有淋巴瘤、白血病和肉瘤、恶性黑色素瘤等。

下面简单解释一下几个常见恶性肿瘤概念：

① 癌：病理上说的癌是指肿瘤细胞来源于上皮细胞所发生的恶性肿瘤，如来源皮肤鳞状上皮细胞发生的鳞癌、胃肠黏膜腺上皮细胞发生的腺癌等，病理诊断报告显示"××癌"，如皮肤的鳞状细胞癌，胃的腺癌、肺的小细胞癌等，癌细胞主要是通过淋巴管转移到淋巴结，晚期也可通过血管转移到全身各处。

② 淋巴瘤和白血病：正常人体内有一套自己的防疫和消灭病毒、细菌、肿瘤细胞等有害物的防疫系统，也就是人体内保护自己不受外敌侵犯的"集体"，包括了淋巴器官和淋巴

组织，如淋巴结、胸腺和扁桃体和鼻咽、阑尾、盲肠等器官内丰富的淋巴细胞。由淋巴结或淋巴组织中的淋巴细胞发生的恶性肿瘤，称为淋巴瘤，表现为器官内局部肿块或局部淋巴结或全身淋巴结肿大。白血病是一类造血干细胞的恶性克隆性疾病。

③肉瘤：肉瘤是指间叶组织如横纹肌细胞（就是人体肌肉里的骨骼肌细胞）、平滑肌细胞（血管壁周围或胃肠道壁、子宫壁等地方的一种细胞）、骨、软骨细胞、脂肪细胞、血管等纤维结缔组织细胞发生的恶性肿瘤。肉瘤细胞的破坏性比癌更强，也就是病理学上说的恶性度更高，肉瘤细胞主要通过侵入血管发生远处器官转移，因为人体内全身各处均有血管，可以想象肉瘤的破坏性极强。

④恶性黑色素瘤：是来源于色素细胞（痣细胞）的一种恶性肿瘤，也简称为恶黑。一般发展都较快，肿瘤细胞主要通过侵犯血管进行全身转移，该肿瘤一般发展都较快，预后差，死亡率高。

> 恶性肿瘤特征：恶性肿瘤细胞虽然长得凶、丑、怪、狠，却有着"超凡"的能力，侵犯破坏周围组织，并复发、转移。恶性肿瘤的家族庞大，有上皮细胞来源的癌症，淋巴造血细胞来源的淋巴瘤、白血病，间叶细胞（软组织来源）的肉瘤等。

恶性肿瘤的治疗主要是手术切除，手术不仅要切除肿瘤，还要切除肿瘤周围正常组织，以及可能侵犯到的周围组织器官及淋巴结的根治性大手术，以达到将肿瘤彻底切除，术后根据病理确定肿瘤侵犯周围组织、淋巴结及远处器官的转移等情况，结合病人身体状况，综合判断，制订下一步的治疗方案，如放疗、化疗、生物免疫治疗或靶向治疗。淋巴瘤和白血病无须手术治疗，主要是进行放化疗、靶向或免疫治疗。

(3) 中间型肿瘤：也称低度恶性肿瘤、低级别肿瘤或交界性肿瘤，其细胞形态（状）是介于良性和恶性之间的。这类肿瘤会复发或者向肿瘤周围正常组织局部侵犯，破坏周围组织功能。中间型肿瘤细胞可以成膨胀性生长，也可浸润性生长，但大部分不会远处转移，其主要危害就是"像野草一样，春风吹又生"，反复复发；但肿瘤细胞的破坏性较弱，对人体的伤害要相对小一些，有些肿瘤可能手术后10多年才发生复发。有的肿瘤因为多次反复复发，需要不定期、多次手术治疗及化疗，对病人的心里和身体都是一个双重考验。

中间型性肿瘤的治疗主要是手术切除，只是做手术时不仅需要彻底切除肿瘤，还要切除肿瘤周围的部分正常组织，以防止复发，少数交界性肿瘤是需要辅助放疗、化疗的。

3. 肿瘤的生长：行为方式决定结果

(1) 恶性肿瘤的生物学行为：复发、转移、浸润及浸润性生长通常都是恶性肿瘤生物学行为。

① 复发：是指肿瘤手术后在原来长肿瘤的地方或它的周围又长出了和手术前一样或比原来更坏的肿瘤。

② 转移：是指肿瘤细胞通过人体的血管或淋巴管，离开原来的地方跑到身体的其他器官安家落户；它不仅霸占其他器官的资源，还不断繁衍生子，搞破坏，直到被霸占的地方完全失去功能。如长在肠子上的恶性肿瘤会转移到肺、肝、脑等，并破坏它们的正常功能。

③ 浸润：是指肿瘤细胞像树根一样，不断地沿着周围器官组织的纵、横、深等各个方向延伸生长，并破坏周围组织及器官的功能。

④ 浸润性生长：是指肿瘤表面呈不规则形状（如毛刺样或触角样），肿瘤像大树的根须样向周围器官及周围组织深入生长，不断地破坏周围组织及器官，这是恶性肿瘤的主要生长方式，如颈部恶性肿瘤（图 1-4）。在 B 超上（图 1-5）表现为不规则形包块，并侵犯周围组织和器官。CT 或 B 超

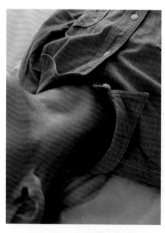

▲ 图 1-4　颈部恶性肿瘤

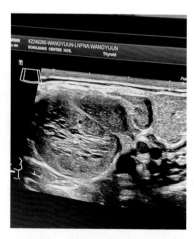

▲ 图 1-5　颈部恶性肿瘤的 B 超表现

以此来推断可能为恶性肿瘤，但炎症性病变有时也会出现这种假浸润的假象。

(2) 良性肿瘤的生长方式——膨胀

膨胀性生长：良性肿瘤像吹气球一样不断增大，对周围组织或器官造成压迫，因肿瘤表面光滑，如颈部良性包块（图 1-6），不会张牙舞爪的深入到周围组织或器官的里面，也不会破坏组织或器官的功能，这是良性肿瘤主要的生长方式。少数恶性肿瘤也可以呈这种生长方式生长。在 CT 或 B 超上表现为圆形、类圆形包块，与周围组织界限清楚。CT 及 B 超医生会以此推断肿瘤可能为良性肿瘤（图 1-7）。

4. 肿瘤形状：千奇百怪

肿瘤的形状千奇百怪，以下常见的几种肿瘤形状。

(1) 息肉样和扁平状菜花样：在正常空腔黏膜组织表面

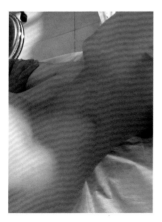

▲ 图 1-6　颈部良性包块

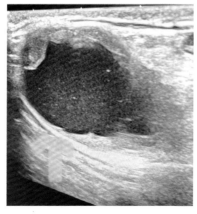

▲ 图 1-7　颈部良性肿瘤在 B 超上表现为圆形、类圆形包块

（如胃肠道、支气管腔等），形成一个突出的或趴在正常组织表面上的包块。菜花样包块是指突出于正常器官、组织表面的，长得像我们吃的一种叫西兰花的包块。

(2) 溃疡型及隆起型肿块：器官（如口腔、食管、胃肠等）黏膜及以下组织缺损，缺损的深度较深时称为溃疡；如果缺损的位置较浅，仅仅是黏膜表面上皮缺损时称为糜烂。溃疡型肿块是肿瘤长成溃疡的形状，但不是真的溃疡。长得像溃疡的肿块绝大多数为恶性肿瘤，而溃疡则为良性病变。良性溃疡和溃疡型肿瘤凭医生的肉眼是无法区别的。溃疡型肿块的周围常常可见围堤样组织，高出正常周围组织的部分称为隆起性肿块。溃疡型肿块常和隆起型肿块常相伴随。

(3) 单结节状（图 1-8）或多结节状（图 1-9）：肿瘤的

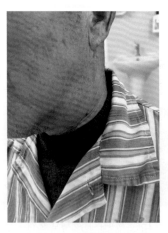

▲ 图 1-8　肿瘤单结节形状

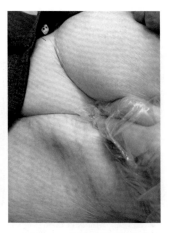

▲ 图 1-9　肿瘤的多结节形状

结节可以单个，也可以多个小结节长在一起（多结节状）或者一个结节被分割成多个叶片样形状（分叶状），还可以成囊肿样（肿瘤含有一部分液体或者血液形成一个皮囊样，称为囊肿样）。如果有一部分是实心的，另一部分是囊肿样，称为囊实性肿瘤。

(4) 隆起形和凹陷形：隆起是指肿瘤突出于器官腔内（如胃肠道）或器官表面，如同趴在器官、黏膜表面的包块；凹陷形是指肿瘤中心是向下生长、凹陷。

(5) 肿瘤通常只有一个，有时也可以是多个，甚至上百个。小的肿瘤只能在显微镜下才能发现，而大的肿瘤直径可以达十几厘米，重达数十公斤。

二、肿瘤的确诊：离不开病理

王老伯的儿子听说"父亲肠子里长了瘤子"，很着急，忙问医生："怎么办？是良性还是恶性的？"医生说：良性还是恶性，我们在肠镜下是看不出来的，必须在瘤子上取一点点组织，送到病理科去做个病理。和许多人一样，王老伯的儿子也不知道"病理"是什么？为什么一谈到肿瘤的良、恶性诊断，就要做病理检查？

1. 肿瘤诊断的四个步骤

(1) 临床诊断：临床医生通过问询患者的临床症状、发现包块的时间，查看皮肤等浅表包块的颜色、大小、软硬度、活动度等信息对包块做出一个最初步的判断。

(2) 影像、内镜、检验检查等辅助诊断：①B超、X线片或CT或磁共振等影像学检查，对包块性质进行推测性诊断；②各种内镜的检查，如胃肠镜、气管镜等，近距离的观察到包块形状、血液供应情况、与周围组织器官是否有粘连等，推断性判断包块的性质；③对血液或者尿液等化验，根据其中的细胞成分、化学成分、微生物成分等数据，间接对包块性质进行提示和推断。

(3) 手术诊断：医生根据手术中所见包块形状、大小、活动度、血液供应情况（一般恶性肿瘤血供丰富），以及与周围组织器官是否有粘连等情况，推测肿瘤性质。

(4) 病理诊断：是将手术切下来的包块送到病理科，由病理医师对包块最终性质进行确定性判断，所以，病理也称为"最后的诊断"、确诊肿瘤性质的"金标准"。当然，"金标准"不是绝对的，是指相对于放射检查、B超检查、各种内镜检查、检验科检查而言的。

2. 传说中的金标准：病理检查

病理学的医学规范概念：一门研究疾病发生发展及转归的学科，它是一门介于基础医学（如人体解剖、胚胎学、生物化学等进入医学学习的人必须学习的基础性学科）与临床医学（如外科、内科、妇科、产科、检验科、放射科等）之间的"桥梁学科"。病理检查简单理解为：将手术或穿刺获得的病变组织或细胞，由专人或病人家属送到病理科，病理技术员通过一系列的规范操作后制成病理玻璃片。由病理医生在显微镜下观察玻片里的病变细胞形态（也就是细胞形状或样子）及组织结构，并对显微镜下的图像进行分析、总结，结合临床表现及其他检查资料，综合分析，判断，做出疾病是肿瘤或非肿瘤性病变的诊断。

对于显微镜下常规染色不能诊断的病变标本，需要应用一些辅助技术（免疫组化及分子病理技术）进行确定诊断及鉴别诊断；并给需要靶向治疗、免疫治疗的肿瘤病人提供指导治疗及评估预后的免疫组化及分子病理检测报告。

病理检查报告涵盖了以上内容，对临床疾病诊断、治疗、预后判断发挥了不可替代的作用。

3. 肿瘤的诊断：捕"风"捉"影"

在肿瘤的临床诊疗活动中，医生都是遵循先进行"无创检查"，也就是不造成身体损伤的检查，如血尿便检验和B超、摄X线摄片、CT、MRI等影像检查，发现问题后，再进行微创检查（各种内镜检查或细针穿刺及粗针穿刺），微创检查不能确诊或治疗的，再进行有创检查（如手术切除活检等）的诊疗原则。

(1) 检验科检查（图 1–10）主要是对病人的血液、尿液、各种分泌物等标本里的某些物质成分或细胞成分进行检验，通过对上述标本里各种物质成分量的多少、或某种物质

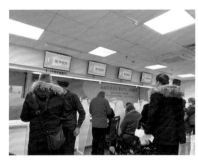

▲ 图 1–10　检验科

的有无或细胞成分量的多少，来推测病人身体状况，提示或推断可能存在的疾病。如血液里的肿瘤标志物成分异常升高，提示可能有某种肿瘤存在，如血里的甲胎蛋白数值远远超过正常范围，提示可能存在肝、卵巢等方面肿瘤，但病人是否真的有肿瘤，需要临床医师根据病人的病情分析，或加做其他检查来验证检验数据的可靠性。因为检验数据有时会因人身体状况不同而出现数据的偏差，就像你前一天吃了大量的肥肉，第二天检查你的血脂有点高，但不能因为这一次检验，就能判断你的血脂高是病态。所以，检验科的检验结果对疾病的判断只有提示和参考价值，但不能完全确诊疾病。

(2) 影像科检查：B超（图1-11）、X线片、CT（图1-12）、磁共振、PET-CT等检查，都是通过影像技术，将对身体表浅或深部器官进行探查，根据影像分析，综合临床，去发现病变的存在与否，对疾病进行一个推测性的诊断。如做

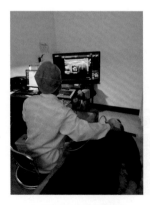

▲ 图1-11 B超检查

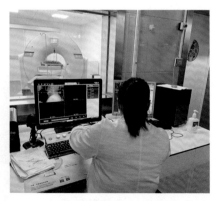

▲ 图1-12 影像科CT检查

肺 CT 看到了肺上有个包块，包块圆圆的，与周围肺组织界限很清楚，CT 医生就会推测，这个包块可能是个良性的包块；但如果包块与周围界限不清，有毛刺样插向周围肺，甚至看到肺组织被破坏的征象，再结合病人是个长期吸烟的老年男性患者，最近有咳嗽咳痰，且痰中带血丝等症状，CT 医生综合临床症状和 CT 片子里的图像表现，推测判断病人肺包块是个恶性肿瘤。但包块到底是不是恶性，必须要临床医生进行微创如穿刺或气管镜取一点细胞或组织、或者进行有创的手术切除包块后送到病理科做病理检查才能确定。

(3) 微创检查：是指内镜检查，如胃肠镜、气管镜等取活检组织，细针穿刺或粗针穿刺是对影像发现的病灶进行获取组织或细胞的检查方法，目的是为了获得病理诊断标本。

(4) 病理检查：病理医生对微创及手术获得的标本，直接肉眼及显微镜下对包块进行诊断（图 1–13）。病理诊断不仅要解决包块性质的问题，还需要对包块进行准确分型，同时恶性肿瘤病理检查还须提供可进行靶向治疗的基因检测、判断肿瘤预后的免疫及分子病理检测，以指导临床手术的选择以及后续的临床治疗。

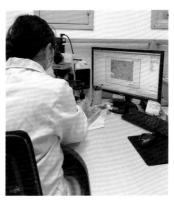

▲ 图 1–13 病理医师显微镜下观察细胞

简单理解，检验科是发现病人的血液或其他标本里某种物质成分数值变化或细胞量变化，提示病人可能有相关疾病的问题，是疾病的初步筛查；而 B 超、X 摄片、CT（图 1-12）、磁共振等是通过影像技术，对检验科或临床症状提示的可能病变进行影像分析，发现包块并对包块的性质进行一个推测性的诊断，进一步验证检验结果的检查；微创检查是为了获得病理诊断标本所进行的检查手段；病理检查是疾病尤其是肿瘤最后的诊断。

第 2 章
火眼金睛：病理检查让疾病诊断"一锤定音"

医生在王老伯肠子里长的瘤子上取了几块芝麻大的肉肉（即活检组织），放进一个盛有固定液的小瓶里（图 2-1），由专人送到了负责病理检查的病理科。王老伯的活检组织按照严格复杂的病理流程，被制成了薄薄的病理玻璃切片（图 2-2）。病理医生将切片放在显微镜下仔细观察放大了几十甚至是上百倍的活检组织细胞（图 2-3），得出了病理诊断：腺癌（图 2-4）。这样，王老伯肠子里的肿瘤就定性为恶性，接下来临床医生就可以根据这张病理报告，来决定下一步的手术治疗方案了。

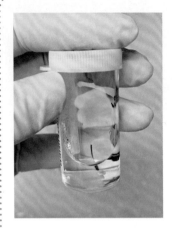

▲ 图 2-1　盛有固定液的小瓶里

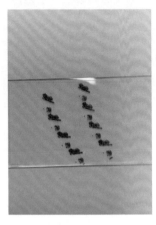

▲ 图 2-2　制成了薄薄的病理玻璃切片

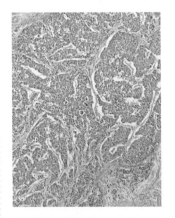

▲ 图 2-3　放大了几十甚至是上百倍的活检组织细胞（HE 10×40 倍）

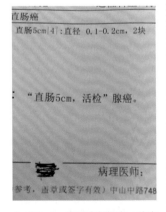

▲ 图 2-4　病理诊断报告：腺癌

一、病理检查的概念

病理检查是将通过外科手术或穿刺获得组织标本或细胞标本，按照严格的流程制作成组织切片（用器官或组织做成的病理玻璃片）或细胞涂片（用细胞标本做成的病理玻璃片）；在显微镜下，通过观察细胞形态和组织结构的异常，综合病人的临床症状和其他检查资料分析，给出一个符合病人病情的病理诊断报告。

比如，外科医生切下的阑尾组织，必须要送到病理科进行病理检查，才能确定是肿瘤还是炎症。如果是肿瘤，是哪种类型的肿瘤；如果是炎症，是什么样的炎症。可能你会觉得就是个阑尾炎为什么还要花钱做病理呢？其实不然，可能你认为的阑尾炎仅仅是阑尾肿瘤表现为阑尾炎的症状，其实在临床中，许多肿瘤的临床表现都不是典型的，所以，在临床上仅凭临床表现及手术医生肉眼判断病变性质是会出现误诊的。只有病理检查才能更准确地判断病变的真正状况。所以做病理检查的钱是万万省不得的！

二、需要做病理检查的情况

1. CT 或 B 超发现病人体内任何地方的占位性病变，均需要明确包块性质。如全身浅表皮肤、乳腺、肺、肝、胃肠道、膀胱等器官上，要通过穿刺或内镜（如支纤镜、胃肠镜、膀胱镜等）下取活检组织或细胞，进行病理检查。

2. 任何手术切下的组织、穿刺获取的组织或细胞、穿刺的胸腹水、心包积液、穿刺液等，都必须送病理检查。

3.手术后又复发的包块。

4.曾经诊断为恶性肿瘤，新发现其他地方有占位或发现肿大淋巴结，可穿刺或手术后进行病理检查。

5.对于晚期肿瘤病人，尤其是不能手术，只能进行化疗、放疗、靶向治疗及免疫治疗的，都必须要有病理检查报告依据，才能进行相应的治疗。

所以，病理检查报告也被称为疾病最后的诊断，疾病诊断的"金标准"。这个"金标准"虽不是绝对的，但它至少相较于检验、B超、放射等检查对疾病的推测性诊断而言更具客观价值。

三、病理诊断：不只关乎肿瘤

病理诊断不仅能对肿瘤进行诊断，还能对非肿瘤性的病变进行诊断，包括对感染性疾病及非感染性、非肿瘤性疾病（如自身免疫性疾病、结缔组织病）进行病理诊断。

1.肿瘤的诊断

病理诊断是肿瘤诊断的最主要手段。

2.炎症的检查和诊断

无论一般性炎症还是特殊类型的炎症，在发展过程中或后期往往会形成包块，如肺结核会形成结核球，其他病变会形成一个突出于正常组织表面的突起物。在临床上医生肉眼不能判断这个包块或突起物是什么？一般都需要手术切除进行病理检查，确定是肿瘤性包块还是非肿瘤性性包块。

炎症包括普通炎症和特殊类型的炎症。普通炎症即一般的细菌性病变。特殊类型炎症有①结核，由结核杆菌感染的炎症性病变，能感染人体很多部位，如肺结核、淋巴结结核、肾结核等。②梅毒，由梅毒螺旋体感染的炎症性病变、以性传播及母婴传播为主的疾病。③病毒，如艾滋病，由艾滋病毒感染的炎症性病变，以性传播及母婴传播为主。④寄生虫（如蛔虫、蛲虫、疟原虫感染引起的虐疾）等感染引起的病变。

3. 由异物，如缝线、药物及其他不能被人体吸收的东西导致的包块诊断

如臀部的肌内注射，因个体差异对药物的吸收不完全，不被吸收的药物作为异物就会刺激周围的正常组织增生，从而在臀部形成一个包块，此时需要外科手术切除进行病理检查和诊断包块是肿瘤性的还是异物性的。

4. 外伤、出血、骨折等原因形成的包块诊断

因为有时候外伤、骨折，可能只是个诱因，手术切除的因外伤、骨折而发生变性坏死的组织中可能会有肿瘤细胞，尤其是病理性骨折（骨头本身发生病变或者长了肿瘤或其他地方的肿瘤转移到了骨头上时，都有可能发生骨折，因为骨肿瘤有时候是没有症状的，等骨折了才有可能发现骨病变）更是如此。

临床中常有医生或病人自认为骨折没什么大事而把手术切下的东西丢弃，等手术切口长期不愈合时，才再次手术取组织做病理检查，才发现是恶性肿瘤引起的骨折。对于长期不能愈合的皮肤伤口或感染、烧伤溃破的皮肤，由于长期的炎症刺激，皮肤会发生癌变的，一定要进行外科取材病理检查，这种情况大家一定要引起重视。

5. 早癌筛查

病理科还出具部分器官早癌筛查的病理报告：目前医学界对肿瘤最好的解决办法就是早期预防，早期发现，早期治疗，所以，早癌筛查在肿瘤防治中是必不可少的手段。

病理科参与的早癌筛查，最多也是最有效的是宫颈癌、胃肠道早癌的筛查。尤其是宫颈癌的筛查是做得最早、最大规模的筛查，宫颈癌筛查已经纳入健康中国战略项目。

国家为什么会投入这么多资金进行宫颈癌筛查呢？因为宫颈癌是一种病因明确（宫颈癌大部分由 HPV 感染引起的）的癌，且宫颈癌早期发现，早期治疗不仅能治愈还创伤小，医疗花费少，患者还能获得高质量的生活。到了晚期不仅创伤大，治疗效果不理想，预后差，医疗花费非常大，病人的生活质量也很差。

宫颈癌的筛查主要是进行妇科 TCT（也就是妇科液基细胞病理学检查，具体详情见后叙）或是宫颈刮片（TCT 技术出现前常用的筛查方法，现目前很少用在门诊进行宫颈癌筛查或诊断，只有在大规模筛查中可能会用到），加上宫颈 HPV 检测。

食管、胃肠道早癌的筛查主要是对高危人群进行胃肠镜检查，对随机或可疑病变取组织送病理科进行 HP（详见后叙胃肠早癌筛查）检测、癌前病变及早癌的病理诊断。

所以，病理科既有肿瘤的病理诊断报告，也有非肿瘤的病理诊断报告。

四、一对好搭档：外科与病理科

咱们先了解一下病理科与外科的关系？

1. 病理科与外科相互依存、相互成就

病理学也称为"外科病理学"，为什么呢？从名称上就说明外科和病理的关系是息息相关的，可以说没有外科手术切下标本，就不可能有病理检查，也就不可能有病理科；但脱离病理科，外科也不可能有很大的发展，病理科的精准诊断既能为外科医生积累诊断经验，又能评估外科手术切除效果（病理科可以为外科提供手术切缘是否干净、术后淋巴结是否有转移等病理检查诊断报告），同时还为恶性肿瘤患者的术后治疗提供可靠依据和保障。在外科发展历程中病理科起到了不可替代的作用。病理科和外科就是一个相辅相成的关系：你中有我，我中有你，谁也离不开谁。

2. 病理检查对外科诊疗如此重要

(1) 诊断准确性：病理检查是将外科手术切除的标本，经过外观的观察、再制成病理切片或涂片，由病理医生在显微镜下对片子里的细胞进行仔细观察研究，并综合分析病人的临床及其他检查资料信息，来确定病变的性质、肿瘤类型、病变程度以及是否有恶性病变等。在外科手术中，病理检查能够提供准确可靠的诊断依据。

(2) 对疾病进行分期：病理检查不仅能够帮助医生确定病

变的性质，还能够对恶性肿瘤进行分期。通过对手术切除的标本进行病理检查，医生可以了解恶性肿瘤的发展程度、是否有转移、周围组织的受累情况等，从而对患者进行准确的疾病分期，有助于医生制订更加合理的治疗方案和评估患者的预后。

(3)治疗方案制订：病理检查结果对于医生制订治疗方案具有重要指导意义。例如，对于恶性肿瘤患者，病理检查可以帮助医生确定肿瘤的类型和恶性程度，从而制订更加个性化的治疗方案，如化疗、靶向治疗、免疫治疗等。此外，对于一些良性疾病形成的包块，如病理检查怀疑结核、梅毒、寄生虫等形成的包块，临床可进一步做其他特异性实验室检查进行确诊，对病人进行相应的特异治疗，避免误诊误治。

(4)预后评估：通过病理报告，外科医生可以了解患者的病变发展情况、恶性程度、是否有转移等，同时还可获取靶向用药或免疫治疗依据的客观依据，从而对患者进行准确的预后评估，有助于医生制订更加合理的诊疗计划和康复计划。

(5)科研价值：通过病理检查，医生可以对病变的性质、发展规律等进行深入研究，为医学疾病的研究提供宝贵的实验数据和理论依据。病理检查也可以为不明原因的死亡（如尸体解剖）病例查找病因，为疾病的研究提供了客观的研究资料。也可以通过病理检查对标本的研究，可以探索疾病的发生发展，如发现恶性肿瘤的基因突变等，从而为开发新的抗肿瘤靶向药物提供客观的研究资料。

(6) 提高医疗质量，促进外科的发展：通过病理检查，医生可以更加准确地诊断疾病、制订治疗方案和评估预后，从而提高医疗质量。同时，病理检查也可以帮助医生发现自身在诊疗过程中的不足之处，促进医生不断学习和提高自己的诊疗水平。

(7) 患者权益保障：病理检查是保障患者权益的重要手段之一。通过对外科手术切除的标本进行病理检查，可以避免因误诊误治而给患者带来的不必要的痛苦和损失。同时，病理检查结果也可以帮助医生更好地了解患者的病情和制订更加个性化的治疗方案，从而更好地保障患者的权益。

(8) 医学教育意义：病理检查对于医学教育也具有重要意义。通过对手术切除的标本进行病理检查，医学生可以更好地了解病变的性质、发展规律等，加深对疾病的认识和理解。同时，病理检查也可以帮助医学生培养正确的临床思维方式和提高自身的医学素养。

通过以上的介绍，大家可能都明白：病理科是一个探究疾病发生发展及诊断疾病、指导临床治疗、判断肿瘤预后的科室。

国家相关法规规定：因诊断和治疗需要取自人体的组织、器官，应按病理送检项目的具体要求，及时完整地送到病理科进行检查。不仅是外科手术切除的标本必须做病理检查，微创技术的穿刺活检如淋巴结粗针穿刺、前列腺、乳腺、肝、肾等穿刺组织、甲状腺或者淋巴结、其他浅表及深部器官的细针穿刺细胞等，都必须进行病理检查，才能确诊病变性质，确定最后的临床诊断。

可以这样说，外科手术（图2-5）切除标本（图2-6）送到病理科进行病理诊断（图2-7），获取病理报告（图2-8）；病理诊断又指导着外科诊疗活动，所以国外称病理科医生为"医生中的医生"。

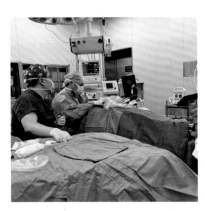

▲ 图2-5　外科手术

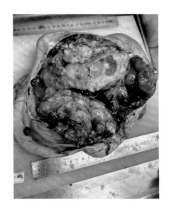

▲ 图2-6　手术切下的肿瘤标本

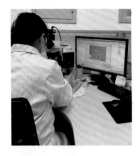

▲ 图2-7　病理医生在进行诊断

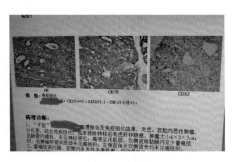

▲ 图2-8　病理报告

外科的发展促进了病理科的发展，病理科的发展同样也促进了外科的发展，因为病理科医生就是外科医生诊断疾病的另外一双眼睛，失去了病理科医生的病理诊断，外科医生在外科疾病诊断中如同盲人走路，只能摸着石头过河走，虽然能走，但走的困难，也走得不远。

再回到患者的疑问："长瘤子了，为什么要送病理，直接切下来不就完事了吗？""就是阑尾炎而已，也要送病理？真麻烦。"甚至一些过于"自信"的临床医生也会有同样的疑问。

但事实远不是你认为的那样：比如，医生触摸到病人的浅表淋巴结肿大，是不是只要摸到肿大的淋巴结都得做手术这么简单粗暴地处理呢？其实淋巴结肿大的病因很多，如炎症（包括结核）、恶性肿瘤转移、淋巴瘤等。部分表现为阑尾炎症状、病理检查发现却是阑尾癌！这种情况在临床时有发生，不是偶然发生，而是有一定数量的喔。

所以，谨记不管是做任何外科手术或微创内镜、穿刺检查如前列腺、乳腺、肾、肝等获得的细胞或组织，还是医生进行穿刺或引流的胸水、腹水等体液，都必须送病理检查。

第 3 章

追本溯源：病理标本的
来源、采集与切片制作

一、病理标本的来源和采集

病理科进行病理诊断的标本称为病理标本，它指的是送到病理科来做检查（我们老百姓常说的化验）的东西，包括组织标本和细胞标本。

（一）组织标本

肉眼能看到组织（也就是肉肉）的标本统称为组织标本。组织标本包括手术标本和活检组织标本两大类。

1. 手术标本

通过手术而获得的组织标本统称为手术标本。

（1）器官标本：做手术切来的东西是一个器官，称为器官标本，如阑尾炎切下的阑尾、因胆囊结石或息肉切下的胆囊等器官。

（2）根治性大标本：如果切下的不是一个器官而是包块带周围的部分正常组织，如肠癌手术时不仅需要切除有病变的肠道，还需要切除肿瘤附近上下部分正常肠组织、可能会侵犯到的网膜及淋巴结，以保证手术彻底切除肿瘤，预防复发，这样的手术称为根治性手术，其切除的标本，称为根治性大标本。

（3）部分组织标本：是指手术切除的仅仅是包块，或者包块带周围少量正常组织的标本，如皮肤脂肪瘤切除的标本，或者中间型肿瘤切除是带周围部分正常组织的标本。

2. 活检组织标本

通过穿刺及内镜下钳夹获得的组织标本，因组织较小，称为活检组织标本。

(1) 穿刺活检组织标本：一般在表皮局部麻醉下，临床医生用穿刺针将病变组织穿刺、切割的的标本，如骨髓穿刺、乳腺粗针穿刺、深部及浅表淋巴结粗针穿刺等获得的组织标本，都是穿刺组织标本。

(2) 内镜活检组织标本：医生通过胃肠镜检查、支纤镜（也就是气管镜）检查、膀胱镜检查发现病变，通过活检钳夹的病变组织，称为内镜活检组织标本。

活检组织标本：因受器官位置特殊及穿刺针或活检钳小等技术限制，只能取到包块上的一点点"肉肉"（也就是一点点组织），所以，活检组织的病理诊断报告有时候只是病变的一个初步诊断，并不能完全代表标本的全部信息，所以，临床上会出现活检标本与手术后全部病变送检的病理报告不一致的情况，这是在所难免的。所以说活检组织就只是病变的筛查采样检查，能提供的病理信息是有限的。

（二）细胞标

细胞标本是指肉眼不能看到组织（肉肉）的标本称为细胞标本。细胞标本有体液标本、细针穿刺细胞标本、刷片及灌洗液细胞标本、细胞压片（印片）标本四种。

1. 体液标本

如包块或关节腔穿刺液、尿液、心包腔积液、胸腔积液、腹腔积液、腹腔冲洗液等有液体的标本，统称为体液标本。下面详细介绍一下心包积液、胸腹腔积液及腹腔冲洗液（图 4）。

(1) 心包腔积液：心脏表面上有个像瘪的密闭的气球一样的腔，称为心包腔。如果其他地方有病变累及到了心包，或者心包自身有病变时，这个腔里就会有液体产生，这个液体称为心包积液。

(2) 胸腔积液、腹腔积液：与心包腔一样，胸腔是指在人体胸部器官肺和胸壁之间有一个密闭的腔称胸腔；腹腔是指腹部器官表面和腹壁之间有个密闭的腔，称为腹腔。和心包一样，如果其他地方有病变累及到了胸腔或腹腔或者它们自身有病变时，这个腔里就会有液体产生，分别叫胸腔积液和腹腔积液，在临床中胸腔积液、腹腔积液也常称为胸水和腹水。

医生通过对心包、胸腔或腹腔穿刺抽取的液体送到病理科进行病理检查，主要想通过病理检查看看心包积液或胸腔积液或腹腔积液中是否有恶性肿瘤细胞，或者其他能提示病人疾病状况的细胞或其他成分。

(3) 腹盆腔冲洗液：是指在肿瘤尤其是妇科肿瘤手术时，需要判断腹腔或盆腔是否有肿瘤细胞以便进行更精准的肿瘤临床分期，手术医生会在手术中或手术结束时，用生理盐水对腹腔或盆腔进行冲洗，将冲洗的液体收集起来送病理科进行病理检查。

这些有液体的标本统称为体液标本，在送检前要用干净的容器盛装，并及时送检如果不能及时送检。一定要放在 4℃冰箱内冷藏保存。如果肉眼所见有较多血液混入，可放入一定的抗凝剂抗凝。

2. 细针穿刺细胞标本

通过细针穿刺获得的细胞标本，称为细针穿刺细胞标本。如甲状腺结节细针穿刺，浅表淋巴结、浅表皮肤包块、胰腺包块细针穿刺及肺 CT 引导下的细针穿刺等获得的标本都是细针穿刺标本。

由于针较细或者位置特殊取材困难，没法保证一定能取到组织，可能只能穿刺到肉眼看不到的细胞成分，部分穿刺医生会将穿刺吸取的细胞涂在病理玻片上，95% 酒精固定后，将细胞涂片及剩余的细胞全部打入病理科提供的专用细胞保存瓶（液基细胞瓶）里保存，送病理科。有的医生不涂片，直接将穿刺获得的细胞全部打入液基保存瓶，送病理科检查。

3. 刷片及灌洗液细胞标本

使用气管镜检查气管、阴道镜检查阴道、子宫颈时，医生会在病变部位用特制的医用气管刷、宫颈刷进行刷片，将刷落的细胞涂在病理玻片上，放入 95% 的酒精里固定，或者直接将刷子放在液基保存瓶里，这样形成的标本叫刷片标本。

灌洗液：在气管镜检查时在病变处用适量生理盐水对病变处进行冲洗，收集冲洗的液体（灌洗液）送到病理科检查。

4. 细胞压片（印片）标本

指临床医师或病理医生直接将消毒好的病理玻片放在手术取下的新鲜、未固定的包块或组织上，或放在皮肤溃疡的溃破处，进行印片，所得的印片标本即细胞印片或压片标本。这种细胞标本在手术新鲜标本中应用广泛，与术中冰冻联合使用，可以大大提高术中病理诊断的准确性，也可应用于术中不能取得组织而又需要明确病变性质的情况。

二、病理切片和细胞病理涂片制作

简单的病理标本是怎样华丽转身，变成镜下漂亮的病理切片或涂片（也就是我们常说的病理玻片）的呢？这得归功于病理技术员精湛的病理技术。

（一）组织切片的制作

病理科技术人员收到标本后，核对信息无误后，立即对标本进行编号，编号必须与标本一一对应，严防张冠李戴，因为后续所有的病理技术操作步骤均是按照编号进行识别的。

1. 组织病理标本的固定

组织经过手术切下、穿刺针切割穿刺或活检钳钳夹离开人体后，必须立即放入装有 10% 福尔马林（也就是 4% 中性甲醛液）的标本瓶或标本袋内进行固定。

(1) 标本取出后多长时间内必须固定：组织标本取出后必须 30 分钟以内固定。尤其是室内温度较高的情况下，应立即固定送检。否则，组织细胞就会发生溶解坏死甚至干涸，细胞的形态和组织结构就不清晰，病理医生不能进行病理诊断。

(2) 谁来做组织固定：一般由临床手术医师及穿刺或活检的医生完成组织固定。

(3) 标本瓶或标本袋的容积：必须是组织体积的 10 倍以上大小、且宽口的容器。

(4) 固定液的选择：最好的固定液就是 10% 福尔马林固

定液，也就是 4% 中性甲醛固定液。如果没有福尔马林的情况下，可以用 95% 酒精固定，但效果没有福尔马林好，同时还会对组织里的部分抗原有影响，从而影响免疫组化结果。特殊情况下连 95% 酒精都没有时，可有 75% 酒精紧急替代一下；实在是连 75% 酒精没有的情况下，高度酒也能紧急替代一下，目的就是不能让你的标本干放着几个小时，再送到病理科，那时候标本已经没有太多病理检查的意义了。

(5) 固定液的量：固定液必须要超过组织的 4~10 倍（图 3-1），完全淹没组织，才能让组织得到充分的固定。

(6) 固定的时间：依据标本大小，固定时间一般为 6~24 小时或 48 小时，最长不能超过 72 小时。固定液渗透到组织中是一个非常缓慢的过程，需要一定时间。如果组织固定时间很短，固定液没有充分的渗透到组织中去组织还是稀软的，不但病理医生没法进行取材，还会影响后续的病理技术处理，最终的结果是不能制作出漂亮清晰的病理切片，同时还会影响到后续免疫组化及分子病理（什么是免疫组化及分子病理详见后叙）结果判断，从而影响最终的病理诊断报告。

(7) 固定的规范要求：如包块组织大，需要间隔 1cm 书页状切开固定；胃肠的固定需要将沿着肿瘤所在胃肠腔的对面剪开（图 3-2），胃还需要将胃切开展平，肿瘤面朝上用大头针固定于木板或泡沫上，将木板或泡沫板翻面肿瘤朝下放入固定液中固定；淋巴结沿淋巴门长径必须对半剖成两半进行固定等。只有按照固定规范进行充分固定的组织，才能保证后续病理操作步骤的顺利进行。

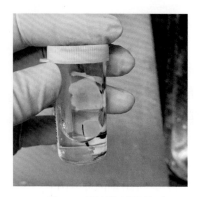

▲ 图 3-1　固定液应没过标本

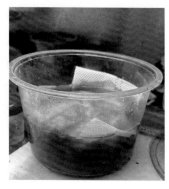

▲ 图 3-2　胃肠标本固定须将肿瘤所在部位对面，沿着胃肠腔剪开

(8) 固定的目的：标本固定是使组织里的细胞最大限度保持新鲜，固定液的作用就是让离体的组织细胞不会发生变性坏死，让细胞的形态和在人体内的形态一样，组织及时固定，能最大限度地保存细胞内的抗原信息，有利于后续免疫组化标记。及时固定能使组织变硬，有利于后续取材、脱水和切片等。所以组织离开人体后必须立即进行充分足够时间的固定。

2. 组织取材

固定好了的组织由病理医生进行取材。取材就是选取有病变的地方按照取材规范，切成大小约 1.5cm × 1.5cm × 0.3cm，平整规则的组织块，这是大组织取材标准；取材是需要很好的刀法和取材技巧，一般取材医生需要 1～3 年的取材训练才能达到取材合格（图 3-3）。小组织修整一下按照取材要求的组织面（图 3-4）或者就直接放入组织脱水盒里（图 3-5）。取材的病理医生会根据肿瘤或组织的大小，按照取材规范，

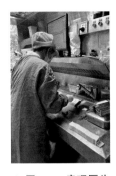
▲ 图 3–3　病理医生取材

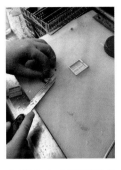
▲ 图 3–4　对取材组织进行修整

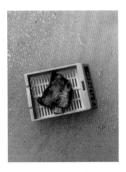
▲ 图 3–5　取好材的组织放入脱水盒

一个标本可以取 1～30 个组织块。病理医生根据标本量的多少，每天需要取材 2～5 小时，为了工作方便，一般都是站着取材；大三甲医院的取材时间更长，大概每个人需要 5～8 小时的取材时间，且需要 3～6 个病理医生同时取材，才能把病理科前一天收到固定好的组织标本全部取材好。一般医院每天都能取到 100～200 个组织脱水盒，大三甲医院估计在 500～1500 个。虽然取材工作非常辛苦，还可能吸入组织固定用的甲醛的毒害，但这项工作却是每个病理医生都必须掌握的基本功。取材医生还要有准确肉眼辨识组织病变和扎实的规范取材操作能力，取材质量的高低，直接影响着后面的病理诊断。准确的肉眼辨识病变组织、规范的取材是每个病理医生最基本的入门要求，每个病理医生的病理诊断工作都是从辛苦的组织取材开始的。

3. 组织脱水

病理医生把取好材的组织放入专用的组织脱水盒里，将当天取好材的组织脱水盒集中放入脱水筐里（图3-6），技术员将脱水筐放入自动脱水机（图3-7）里进行20多道的组织脱水程序。脱水的目的是将组织里自身的或经过固定进入组织内的水分脱掉，使组织变硬，利于后续的病理技术处理。脱水的过程一般都是利用晚上的时间，所以一般都是在自动脱水机里进行。

4. 组织包埋切片

第2天由病理技术员从脱水机里取出脱好水的组织脱水盒，将其放入60℃的蜡液中浸泡，然后将组织从脱水盒里取出放进包埋底盒里，将包埋底盒放在包埋机的蜡嘴管下面，打开蜡嘴管，让已融化的石蜡液流到包埋底盒里的组织里，直到完全淹没组织后停止流蜡，然后将包埋底盒放在冷冻台上快速将蜡冷凝成固块后，就形成了我们常说的病理组织蜡块。

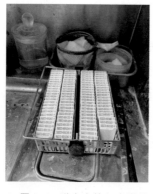

▲ 图3-6　脱水盒放入专用的组织脱水筐

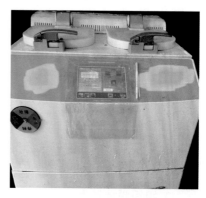

▲ 图3-7　将脱水筐放入自动脱水机里

5. 组织蜡块的切片、漂片、展片、贴片及烤片

(1) 切片：技术员把蜡块放切片机上进行修片（除去多余的石蜡，让组织更好的暴露出来）、切片，切片厚度在3～4μm（约一根头发丝那么厚）。

(2) 漂片：把切下的蜡片放进50℃左右温水里，蜡片会漂浮在水上。

(3) 展片：病理技术员用镊子把有褶皱的地方小心翼翼地撑开。撑的力度不能太大也不能太小，太小褶皱不能撑开，用力过猛容易把蜡片撑破，就要重新切片，这个过程叫展片。展片的目的是把组织在蜡片上全部展平，才能显示病变的全部面貌。是不是有点感觉病理技术员像在绣花？然后，用病理玻璃片把展好片的蜡片捞起让蜡片贴在病理玻片上放入50℃左右的温水里进行二次展片，这时候的蜡片看起来更加平整。

(4) 贴片：用玻璃片将蜡片捞起，使得蜡片完全黏附在玻璃片上，一定要让蜡片和玻片密闭贴合，两者之间不能有气泡，如果有气泡就必须重新切片。

(5) 烤片：把贴合好的玻片插进病理专用的染色架上放进60℃的烘箱里进行烤片，烤片的目的是让蜡片和玻片黏附得更牢固不易掉下来。

6. 切片染色

将烤大约30分钟的切片染色架取出，立即放进一缸缸试剂中进行常规的 HE 染色（也就是尹红 - 苏木素染色，一种病理科最常用的染色方法），约经过10多个染色缸，需要10～15分钟的染色，染色这个步骤为手动染色，考验的是技

术员的染色经验和观察能力，如果不能很好地掌握染色时间及根据染液浓度来进行调整染色的时间，有可能就不能染出漂亮合格的病理切片。染色不好的病理切片，是不能做出准确的病理诊断的。

为了得到漂亮的病理切片染色效果，目前有的医院用病理染色机，避免了人为因素导致的染色质量不佳。

7. 封片

染好色的玻片还得用含有二甲苯的树胶进行封片，因二甲苯是有毒有害物，吸入过多的二甲苯可以使人体的血液系统受到破坏，目前大多医院已有自动封片机（图3-8）。

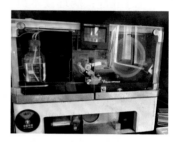
▲ 图3-8 自动封片机

封片的目的是使组织折光性更好。封片好了的玻片需要晾干。至此，病理切片才算制作好了。

读者朋友，是不是有点头晕呀，病理切片需要经过组织固定、取材、脱水、包埋、切片、染色、封片等那么多道复杂、精细的技术工序才能制成！如图3-9至图3-18所示。

看了以上的制片过程，你明白病理报告为什么需要一定的时间，不能催促了吧。

（二）细胞病理标本涂片的制作

1. 体液标本细胞涂片及液基涂片的制作

临床医师抽取的胸水、腹水、心包积液、关节液等液

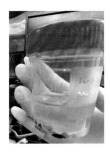

▲ 图 3-9　固定好的组织

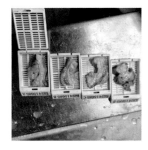

▲ 图 3-10　组织取材及放入脱水盒

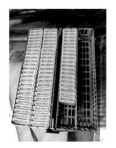

▲ 图 3-11　脱水盒放入脱水筐

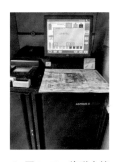

▲ 图 3-12　将脱水筐放入脱水机

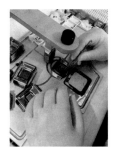

▲ 图 3-13　组织包埋及形成的蜡块

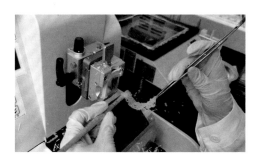

▲ 图 3-14　对蜡块进行切片

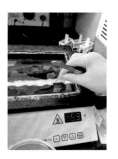

▲ 图 3-15　展片、捞片

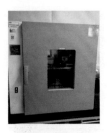

▲ 图 3-16　烤片

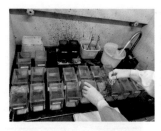

▲ 图 3-17　染色

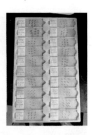

▲ 图 3-18　封片

体，必须立即送到病理科进行制片，不能立即送到病理科的可以放入 4℃冰箱内冷藏保存，防止细胞离体时间太久发生细胞变性、肿胀。送检尿液查肿瘤细胞一般选择病理科工作日上午，收集患者的第一次或第二次晨尿并立即送到病理科，一般需要连续送检 3 天才有诊断价值。

　　胸水、腹水、心包积液、尿液、纤支镜灌洗液、腹腔冲洗液等体液标本，须离心（离心在离心机上进行）、细胞就会被沉积在离心管的最下层，轻轻倾斜离心管，倒去上层的液体，用细胞吸管将底层细胞吸取，均匀地涂在玻片上（涂片是需要操作熟练规范地从玻片头向玻片尾部，用力轻柔均匀地薄涂），待涂片半干（如果涂片太湿，玻片立起来放在染色架上固定时，细胞容易从玻片上脱落；太干了，细胞容易变性、肿胀导致细胞结构不清晰）后立即放在染色架上，放入装有 95% 酒精的染色缸里进行固定，固定 20 分钟左右进行染色、封片。

　　(1) 体液标本普通涂片的制作（图 3-19 至图 3-27）。

　　(2) 体液标本的液基涂片制片流程（图 3-28 至图 3-38）。

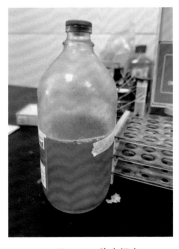

▲ 图 3–19　胸水标本

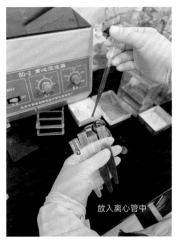

▲ 图 3–20　胸水转移到离心管

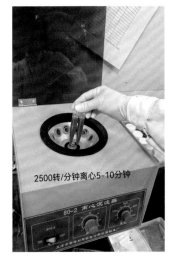

▲ 图 3–21　离心管放入离心机离心

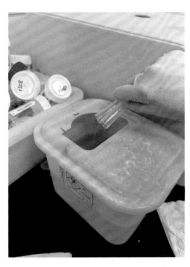

▲ 图 3–22　离心后倒去上清液

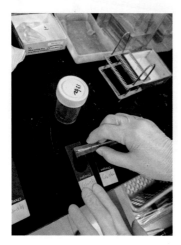

▲ 图3-23　取底层物涂片

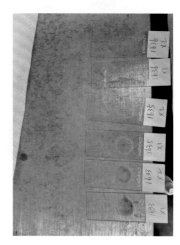

▲ 图3-24　涂片后晾半干

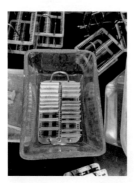

▲ 图3-25　片子固定

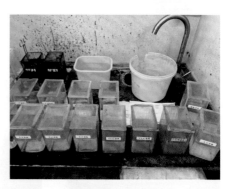

▲ 图3-26　片子染色

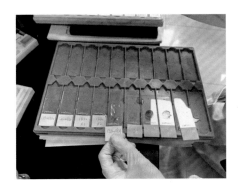

▲ 图 3-27　封片

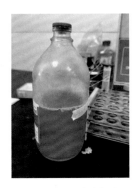

▲ 图 3-28　胸水标本

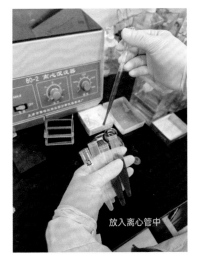

▲ 图 3-29　胸水转移到离心管

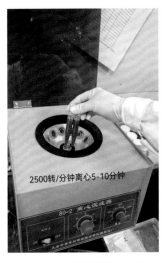

▲ 图 3-30　离心管放入离心机
离心

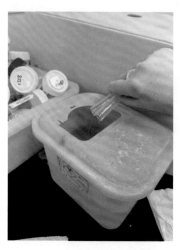

▲ 图3-31　倒去上清液

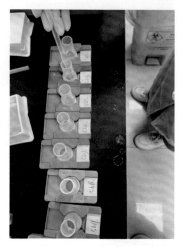

▲ 图3-32　转移液基模具中

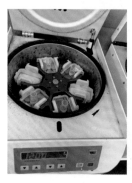

▲ 图3-33　离心

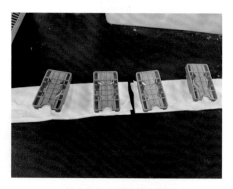

▲ 图3-34　倒置液基模具

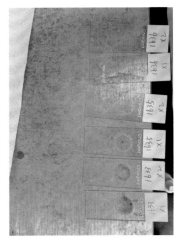

▲ 图 3-35　制成液基片子晾半干

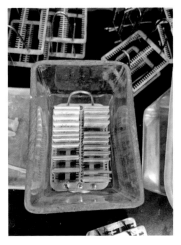

▲ 图 3-36　片子固定

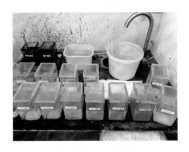

▲ 图 3-37　染色

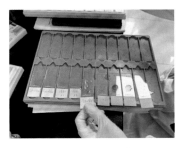

▲ 图 3-38　封片

2. 口痰细胞涂片的制作

需要收集患者晨起、使劲从肺部咳出的痰，尤其是血丝痰最有病理诊断价值，而不是吐口口水送来。一般口痰需要用清洁干净，不需要无菌的容器如尿杯、纸杯等来装，收集到口痰后需要立即送到病理科进行处理，不能放太久，太久了细胞会发生变性干涸，就没有病理诊断价值了，痰液送检需要连续送 3 天才有病理检查意义。口痰要用棉签棒挑取如有血丝怀疑恶性的痰进行涂片，涂好细胞的片子立即进行固定、染色、封片。

(1) 痰标本普通涂片的制作（图 3-39 至图 3-43）。

(2) 痰液基标本制作（图 3-44～图 3-51）。

3. 临床细胞涂片的制作

细针穿刺细胞涂片、支气管刷片、宫颈刷片需要立即放入 95% 酒精里固定好了再送到病理科，病理科直接进行染色、封片即可。

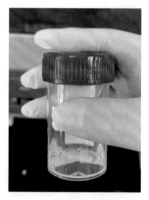

▲ 图 3-39　痰标本

4. 液基细胞标本涂片的制作

指在液基保存液里保存的细胞标本，包括妇科液基及非妇科液基。妇科液基就是将宫颈刷进行刷取的细胞放入病理科专用的液基瓶里保存；非妇科液基就是除了妇科以外的所有细胞学标本如体液、痰液、刷片、细针穿刺细胞等均可将所取得的细胞放入液基保存瓶里进行保存。

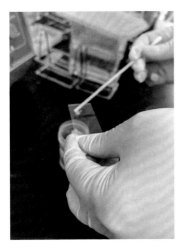

▲ 图 3-40 痰涂片

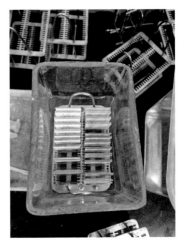

▲ 图 3-41 涂片固定

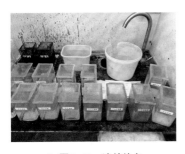

▲ 图 3-42 涂片染色

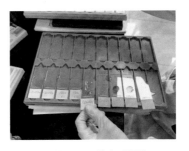

▲ 图 3-43 染色后封片

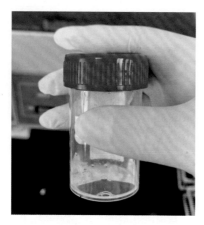

▲ 图3-44　痰标本

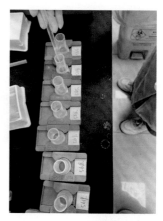

▲ 图3-45　消化弃黏液后放入液基模具

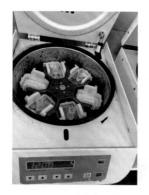

▲ 图3-46　放入液基离心机离心

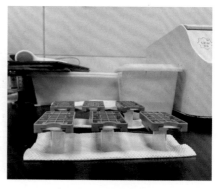

▲ 图3-47　倒置制片

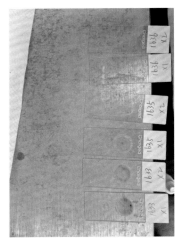

▲ 图 3–48　涂片晾干

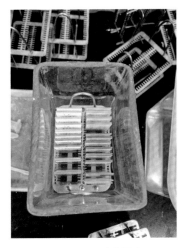

▲ 图 3–49　涂片固定

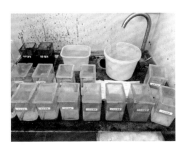

▲ 图 3–50　染色

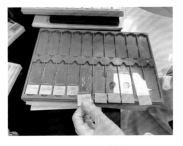

▲ 图 3–51　封片

液基涂片的制作：制片前须进行前期处理，如痰液及宫颈刷取细胞因含有较多的黏液，需要进行黏液的消化处理；含有血液的标本如细针穿刺标本需要进行破坏红细胞的处理。前期处理的主要目的是使片子的背景更干净，没有黏液和血液的影响，使肿瘤细胞更清楚地在片子中显示出来。将处理好的液基标本在液基机器上进行制片，然后进行染色，封片。

5. 细胞蜡块的制作

细胞标本如胸腹水、液基保存瓶里细胞标本进行高速离心后，将较多的细胞聚在一起成团，可类似于一个小组织块，将制作成团的细胞块放入固定液进行固定，固定好了的细胞块按照组织病理切片步骤制作成病理切片。制作细胞蜡块的目的是使细胞标本可以像组织一样制作成蜡块，制成蜡块后就可以进行免疫组化、分子病理检测等，这样就增加了细胞标本的病理诊断准确性，尤其是对于没法取到组织的病人来说具有非常重要的病理诊断价值。

以上描述太复杂，不易理解，简单的理解为以下操作步骤。组织切片的制作：核对标本—编号—固定—取材—脱水—包埋—切片—漂片—烤片—染色—封片。体液（指胸腹水、心包积液、尿液、腹腔冲洗液）细胞标本涂片的制作：核对标本—编号—离心—涂片—固定—染色—封片。痰液、细针穿刺细胞标本、气管镜刷片标本的制作：核对标本—编号—涂片—固定—染色—封片。

（三）病理标本、病理蜡块、病理切片的区别

病理蜡块是选取病理标本上肉眼观察有病变的地方进

行取材。因为标本大小的限制，小的标本可以全部包埋成蜡块，而有时候组织太多，不可能将所有标本都取材制成蜡块，也不可能将蜡块里的组织都制成切片，这是目前病理发展水平的技术缺陷。

对于组织较多的标本如大标本，蜡块只是肿瘤的一部分，而不是全部，有时第一次取材不能进行诊断的，需要进行二次或三次取材，多次取材的目的是尽量能最大程度地反映标本的整体情况。

标本与蜡块的关系可以理解为：我们病理标本是一本书，蜡块有时候是标本的全部内容（如活检组织或组织较小的小标本），有时候蜡块只是标本最精彩的那部分内容（大标本制成的蜡块只能反映标本最主要的信息，而不是标本的全部信息）；蜡块相当于书的主要内容，而切片又只是蜡块中最精彩的一部分，即相当于整本书主要内容里最能概括整本书内容的最精彩、最精华的部分。切片是把三维的标本变成了二维的图片，一个切面只代表那一个切面的病变，有时一个切面是能代表肿瘤的全部病变，有时一个切面只能代表肿瘤的一部分病变。所以有人说，切片有时只是组织蜡块的一页精彩内容，并不是蜡块所有的内容，更不是你肿瘤的全部如图 3-52 至图 3-55。

所以，在临床中，病理医生想要获得更多的肿瘤的信息，不仅需要对肿瘤进行一次多部位取材，甚至有时需要多次取材，制成更多的蜡块，尽量取到标本的所有病变。

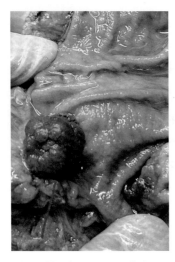

▲ 图 3-52　1.5cm 肠息肉

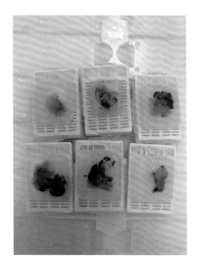

▲ 图 3-53　取材制成蜡块

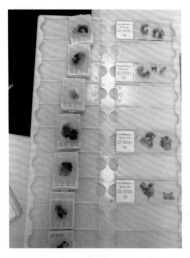

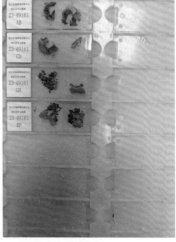

▲ 图 3-54 及图 3-55　蜡块对应组织二维切片

（四）经取材制片后剩余的病理标本去哪里了

按照国家医疗废物处置规范，经取材制片后的标本属于医疗废物，它们在病理报告发出 2 周（细胞标本）或 2～4 周（组织标本）后应交给有专门资质的医疗废物处理机构进行专门的处理。同时，也严禁携带医疗废物出医院。因为，标本中可能含有传染病病原体，随意处置可能会引起疾病传播。而且，病理标本在进行废物处理前都会用甲醛等液体进行浸泡，如果随意丢弃还可能导致环境污染。

第 4 章
免疫组化：发现精准抗癌的钥匙

病理知多少：借你一双慧眼，看透疾病本质

有时候，患者可能会接到临床或者病理科医生的电话，告知病理报告需要做免疫组化后才能进行诊断；或者是病理报告单上除了病理诊断结果外，还会出现"免疫组化结果"或"建议做免疫组化协助诊断或进一步诊断"这样的说明。

"什么是免疫组化？为什么我已经交了病理检查费了还要交钱做免疫组化呢？"这是在病理科窗口被问得最多的问题。

一、追根索源：免疫组化及其诊断原理

免疫组化，全称是免疫组织化学技术，病理医生称其为病理诊断的"三大法宝之一"（三大法宝：HE常规染色切片、免疫组化片子及分子病理检测），是应用免疫学抗原-抗体特异性结合的原理（也就是锁和钥匙——对应的关系），先将组织或细胞中的某些化学成分提取出来，将其作为抗原或者半抗原（也就是先制成锁），通过注射入动物体内，使动物产生抗体（也就是钥匙），再通过杂交瘤技术、基因工程技术等将形成的特异性抗体提取出来（也就是把钥匙拿出来），以抗体去检测人体组织中是否存在对应抗原物质（图4-1）（简单理解就是用钥匙去寻找组织里的锁），以判断身体内是否有相应的肿瘤。

由于抗原-抗体能够特异性（就是一对一）结合，只要在抗体上标记了可以与显色剂特异结合的基团（也就是在钥匙上做一些特别的标记），如荧光素、酶、生物素、金属离子等，当要检测的组织切片中存在的抗原与带有标记的抗体

发生特异性结合时，在组织切片上滴加显色剂，通过显微镜或荧光显微镜（一种特殊的显微镜）观察以确定组织细胞内是否存在相应抗原，就可以对抗原的数量、组织分布情况进行定量、定性及定位分析（图 4-2）。这就是蛋白质水平的检测分析肿瘤、疾病的方法。

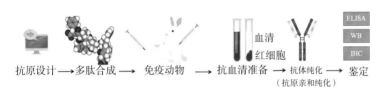

抗原设计 → 多肽合成 → 免疫动物 → 抗血清准备 → 抗体纯化 → 鉴定
（抗原亲和纯化）

血清
红细胞

ELISA
WB
IHC

▲ 图 4-1　免疫动物方法制备抗体流程

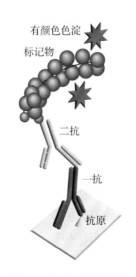

有颜色色淀
标记物
二抗
一抗
抗原

▲ 图 4-2　免疫组织原理示意

在人体发生某种肿瘤或疾病时就会产生相应的抗原。通过检测相应组织细胞内的特定抗原，辅助病理医生判断相应的疾病或肿瘤。

免疫组化原理：可简单理解为锁和钥匙的关系，医学上称为抗原抗体结合的化学反应关系，肿瘤细胞上的抗原像锁，需要用不同的钥匙（抗体）去试，最后确定下来是哪把钥匙与这把锁相对应。也就是说，每个肿瘤细胞上都有其特异的抗原，相似细胞形态的肿瘤细胞的抗原却是不同，免疫组化染色就利用这种不同来区分不同的肿瘤。

简单的说，在一些肿瘤细胞上存在一些已知的抗原，需要用与它对应的抗体结合，通过特殊的染色手段显示出来，如果肿瘤细胞有这种抗原，它就会被染上颜色，从而确定肿瘤细胞的种类。

二、免疫组化的目的

1. 鉴别诊断作用　对 HE 常规切片显微镜图像不能确诊的，就需要借助免疫组化或分子病理来协助病理诊断。

为什么会出现常规切片不能诊断的情况呢？因为肿瘤细胞并不是在每个病人身上长得都一样，就像我们都是人，但确有形形色色的人一样，肿瘤细胞也是，完全可以出现同像异病，说的是不同的肿瘤细胞在 HE 常规染色切片显微镜下的图像是一样的，如图（图 4-3 至图 4-5）：三张细胞形态完全一样的 HE 染色图片却是完全不同的三种恶性肿瘤。

肿瘤也可以出现异像同病：指同一种肿瘤在显微镜下

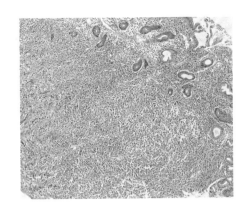

◀ 图 4–3　弥漫大 B 细胞淋巴瘤（HE，×40 倍）

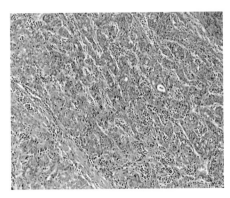

◀ 图 4–4　低分化癌（HE，×40 倍）

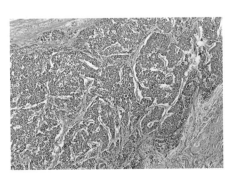

◀ 图 4–5　神经内分泌癌（HE，×40 倍）

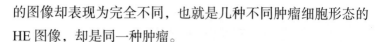

的图像却表现为完全不同，也就是几种不同肿瘤细胞形态的HE图像，却是同一种肿瘤。

因不同的肿瘤的治疗方案是不同的，有的甚至是相反的。所以，病理医生必须要准确判断肿瘤性质和类型，临床医生才能根据病理报告进行正确的治疗。所以，免疫组化染色最主要作用之一就是进行肿瘤的鉴别诊断。

2. 指导临床治疗 不同的肿瘤，只要有相同的基因类型，就可以用同一种药物，如只要有 $HER2$ 基因扩增，不管是乳腺癌还是胃癌都可以用赫赛汀进行靶向治疗。而要知道是否有 HER_2 基因扩增，就首先要进行免疫组化染色才能筛查出来，这就是免疫组化的第二个主要作用——指导临床用药。

3. 判断肿瘤是原发还是转移 对于原来诊断过恶性肿瘤的病人，又在其他地方发现了包块，临床医生需要知道，新发生的包块是原来肿瘤转移过来的？还是又长了个其他的肿瘤？此时就需要通过免疫组化染色来判断新发现的肿瘤和原来的肿瘤是不是同源的。还有的时候，是先发现转移瘤，后找到原发肿瘤，如发现肺部有个恶性肿瘤，临床就需要知道这个肿瘤是肺原发的还是其他恶性肿瘤转移到肺的，此时，就需要对肺的肿瘤进行免疫组化分析。这是免疫组化的第三个作用——判断肿瘤是原发还是转移。

4. 提示肿瘤预后及恶性分险 免疫组化染色的抗体中，有些抗原表达是提示某种肿瘤病人预后的，如伴有 TP53 基因突变的甲状腺癌，提示肿瘤恶性程度高，预后不好。所以，免疫组化有提示肿瘤恶性风险度的作用。

5. 判断切缘　在临床中临床医生需要了解肿瘤切除的手术切缘处是否有肿瘤细胞残留，有时肿瘤细胞残留数量很少，HE 染色切片不能显示，免疫组化标记却能清楚显示出来，所以，免疫组化还有判断手术切缘情况的作用。

6. 检测病毒、细菌等　免疫组化可以标记一些病毒、细菌等微生物感染，如 HPV 病毒、乙肝病毒、巨细胞病毒、幽门螺杆菌等。

三、轻松看懂免疫组化结果

1. 阳性及阴性细胞的判断　肿瘤细胞被染成棕黄色，含有抗原越多的肿瘤细胞就越容易被染上颜色，有黄色的细胞就表示是阳性，也就是你病理报告上看到几个英文字母后面有个（＋），＋号越多表示带有抗原的肿瘤细胞越多，阳性信号越强；如果细胞没有被染色，是一片空白，那就是阴性，也就是病理报告上的（－）。

2. 怎样理解免疫组化的（－）阴性和（＋）阳性

（－）阴性：意思就是说有可能这个肿瘤细胞没有这种抗原或者是因病理标本处理不当，如固定时间过短或组织未固定等造成抗原丢失，让肿瘤细胞染色失败成假阴性。如果真正的阴性也就否定了医生考虑的疾病。

（＋）阳性：阳性一般情况就支持病理医生考虑的肿瘤。

病理医生在进行免疫组化判断时，首先要排除假阳性或假阴性结果：为防止这种假阳性和假阴性结果出现，一般需要设定一个内对照，也就是该抗原一定是阳性表达的对照组织，一起进行染色，这样就能肯定的判断被染组织是真阳或真阴。另一个办法就是一个抗原可以表达多种抗体，可以用多个不同的抗体来标记肿瘤细胞里的抗原，就像一把锁可以有多把钥匙一样，如果一个抗体出现了假阳性或假阴性，可以看看其他表达这个抗原的抗体表达的情况来进行综合判断，所以，报告上就会看到不止一项免疫组化结果。

四、免疫组化为什么要单独收费

并不是所有的肿瘤都要做免疫组化，病理医生通过普通的病理 HE 染色能诊断的就没必要做免疫组化；如果 HE 染色不能诊断时，才需要一些辅助手段（如免疫组化等）。

免疫组化需要用之前普通病理蜡块进行重新切片、免疫组化染色等操作，是专门的收费项目，不是乱收费。

标本送到病理科最先都只是收取常规的病理片子的费用，等 3～5 个工作日后（有的病人因病情轻，还未等病理常规报告出来就出院了），病理常规切片才能制作好，病理医生在显微镜下观察常规切片后才能确定是否需要做免疫组化。这就是为什么有的病人或家属尤其是门诊病人或住院病人出院后会接到病理科医生通知做免疫组化的电话。

五、免疫组化能确认所有肿瘤吗

万事万物皆不可绝对。所以，也许你花了一大笔免疫组化费用，最后还是搞不清你的肿瘤到底是什么类型？这时你可能在想，我花了那么多钱还是没搞清楚，明摆着就是想要

我多交钱？有这个想法是很正常的，下面给您解释一下是怎
回事吧。

1. 肿瘤在 HE 染色切片诊断中，需要鉴别的肿瘤万千种，
最主要的辅助手段就是免疫组化。许多因素都会影响到免疫
组化结果的准确性，如组织的固定处理不好，免疫组化可能
出现假阴性；还有就是同一个抗体不同的克隆号或不同试剂
公司的抗体，其染色也会出现不同的结果；染色操作过程中
的各种客观或主观因素都会影响到最后结果的判定。由于可
控或不可控因素的影响，导致有时候染了一些免疫组化也不
能得出准确的结果。

2. 肿瘤细胞在不同的个体身上是会发生各种奇怪的变化，
就像善于化妆搞怪的美女，一会儿伪装成这样，一会儿又伪
装成那样，让人目不暇接，但怎么伪装，本质还是没变，只
有非常熟悉他的人可能不会被骗，不熟悉的人就容易上当受
骗。肿瘤细胞也一样，它会伪装成各种其他肿瘤细胞的样
子，如果病理医生不是非常熟悉该肿瘤细胞特征，非常容易
上当受骗。有时即使熟悉肿瘤细胞特征，因肿瘤细胞伪装得
实在太好，也是没办法在常规切片中识别出来的；如一个或
者几个伪装成良性细胞的恶性细胞躲藏在一堆良性细胞中，
就像混进人民内部的特务一样，伪装的非常友善，让病理医
生不能轻易的就发现肿瘤细胞，但临床病人的症状却表现为
恶性肿瘤，而病理切片却看不到恶性细胞，就需要用除常规
HE 染色外的特殊染色如免疫组化染色让肿瘤细胞现出原形
来。如图 4-6 散在的 1 个肿瘤细胞混杂在非常多的良性细胞

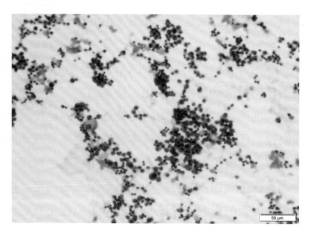

▲ 图 4-6　胸腔积液液基涂片（HE，×40 倍）

中，你发现它了吗？是不是发现从那么多形态差不多的细胞中找出那个有问题细胞并不是件容易的事，但是如果我们用免疫组化将肿瘤细胞染色成黄色，而正常细胞不着色，这样肿瘤细胞就像鹤立鸡群一样显而易见了。

　　有时恶性肿瘤细胞会伪装成披着羊皮的狼；也就是说有时候恶性肿瘤细胞会伪装成良性肿瘤细胞的样子来骗过我们病理医生，或者良性细胞又调皮地伪装成披着狼皮的羊，也就是有时候良性的肿瘤细胞又会装成恶性肿瘤细胞样子来吓唬病理医生，所以要用免疫组化技术让它们现出原型。

　　虽然，多数时候，通过免疫组化染色能解决和发现肿瘤细胞，免疫组化能解决大部分的病理诊断困惑，但不可能完全解决所有肿瘤的诊断问题，尤其是在疑难病例中，免疫组化染色技术有时也显得捉襟见肘，力不从心。

3. 免疫组化判断肿瘤的来源：有的肿瘤可能是其他地方的恶性肿瘤细胞跑到这里来安家了，是转移过来的，这个时候临床医师是需要了解肿瘤到底是从哪里来的，通过免疫组化，也可以让病理医生逮到真凶在哪里，但是在临床实践中，有时做了很多免疫组化，甚至是做了上万元的分子病理项目还是不能判断肿瘤到底是从哪里转移来的。目前，临床的解释就是可能目前病理技术的发展还未包括所有肿瘤的检查范围；还有就是可能原发灶很小就发生了转移，目前的医学检查手段只能发现转移灶而发现不了原发灶。

4. 做免疫组化另一个主要目的是指导临床进行靶向药物的选择：如果恶性肿瘤细胞带有某个抗原，用免疫组化检测出来，现在有专门针对这个抗原的药物，用药后可以将特异性表达的肿瘤细胞杀死，也就是现在的靶向治疗。如乳腺癌用 HER2 阳性的靶向药物赫赛汀就是最典型的例子，免疫组化结果 HER2（+++）的检测结果可以直接用药，但对于 HER2（++）的结果，免疫组化结果是不能完全保证有扩增的，如果此时凭这个结果进行赫赛汀的靶向治疗，可能会不但花费了大量金钱，还没有任何效果，为了避免这种情况的发生，必须进行 HER2 的 FISH（分子病理检测的一种）检测，以保证有明确的扩增后再用药，有时病人已经做了免疫组化还是不能确定是否能进行靶向治疗，还需要患者继续交纳 HER2 的 FISH 的费用，不是乱收费，而是让病人避免花钱还没效果的治疗。

还有就是有的肿瘤细胞会产生 PD1、PD-L1（这是两个免疫修复抗体，有了这两个抗体在肿瘤细胞表面做掩护，我们的免疫细胞就认为这个细胞是我们自己人，而不会对肿瘤细胞进行消灭，肿瘤细胞就轻松地逃过了机体对它的免疫杀伤，使肿瘤细胞得以在人体内疯狂增长，对人体进行肆无忌惮的破坏，现在有针对肿瘤细胞的 PD1、PD-L1 的药物，该药物的作用就是揭开肿瘤细胞在 PD1、PD-L1 掩护下的丑恶嘴脸，让人体的免疫细胞能够识别肿瘤细胞，并将肿瘤细胞杀伤或消灭，以达到抑制或消灭肿瘤细胞的目的，这就是目前的免疫治疗原理），通过免疫组化检测来判断肿瘤细胞是否有 PD1、PD-L1，从而指导临床是否能用免疫治疗法治疗肿瘤。但在进行 PD1、PD-L1 免疫组化检测中，影像因素非常多，有标本处理、技术及病理医生判断等多因素影响，其结果有时并不完全可靠。

我们必须明白，任何一项检查技术都是有技术缺陷或局限性的，免疫组化技术也不例外，并不是万能的，并不能解决所有的病理诊断。

六、哪些样本可以做免疫组化检测

1. 组织样本：最常见的检测样本是组织切片，冰冻切片也可进行免疫组化检测（图 4–7）。

2. 细胞样本：主要包括培养的细胞、血液或骨髓细

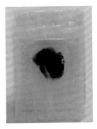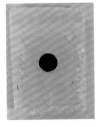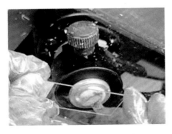

▲ 图 4-7　常见免疫组化的组织类型（从左图到最右侧图分别是组织蜡块、细胞蜡块、冰冻组织切片）

胞，通过细胞涂片、印片等方法使其固定在载玻片上进行检测。

3. 生物液体样本：可用于免疫组化检测的生物液体样本包括胸水、腹水、尿液、心包积液等。

七、免疫组化的结果要等多久

通常一份标本送至病理科直至常规病理报告发出需要3～5 个工作日，如果做免疫组化通常需要再等 5～7 天才能得到免疫组化结果的补充报告，在免疫组化的补充报告上通常会见到"+"、"–"。"+"是指免疫组化染色结果为阳性，也就是说进行检测的组织细胞内有预测存在的抗原；反之，"–"是指免疫组化染色结果为阴性，也就是说进行检测的组织细胞内没有预测可能存在的抗原；。"+"，"–"在诊断上都有临床意义，并不是说"+"就是不好，"–"就是好，这个得需要根据检测指标的标记特征和诊断来进行综合评估。如图 4-8免疫组化报告示例。

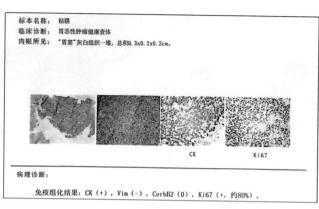

▲ 图4-8　免疫组化报告示例

八、免疫组化的步骤和时间

1. 步骤　根据免疫组化技术的发展历程，免疫组化染色方法主要包括：直接法、间接法、PAP（过氧化物酶 – 抗过氧化物酶）法、APAAP（碱性磷酸酶 – 抗碱性磷酸酶）、ABC（抗生物素/卵白素 – 生物素 – 过氧化物酶复合物）法、SP（链霉素 – 抗生物素 – 过氧化物酶连接）法、LSAB（标记链霉素 – 抗生物素 – 生物素复合物）、SABC法（链霉素 – 抗生物素 – 生物素复合物）法、UltraVision法（聚合物标记）法，每种方法各有优缺点，操作步骤略有差别，并且需要根据需要证明的组织抗原的特点、实验室条件、组织中抗原的保存情况选择最佳的实验方法。

以SP法的操作为例免疫组化步骤如下（图4-9）。

（1）石蜡切片，由于二甲苯能够溶解石蜡，通过二甲苯的浸泡使组织切片中的石蜡溶解于二甲苯中，随后经过浓度100%的酒精、95%酒精、90%酒精、75%酒精、蒸馏水浸泡，使组织恢复到固定后的自然状态暴露抗原。

(2) 抗原修复：常用抗原修复方法包括热修复、酶修复、微波修复法。抗原修复是免疫组化技术操作中重要的一步，由于组织在中性甲醛或多聚甲醛溶液中固定，发生了蛋白之间的交联及醛基的封闭作用，从而改变了抗原决定簇的构象。通过抗原修复，恢复蛋白质的自然构象，使得细胞内抗原决定簇重新暴露，提高抗原检测率。

(3) 血清封闭，血清封闭的目的是为了去除组织中的与一抗结合的非特异性成分，避免造成假阳性，采用的试剂包括牛血清白蛋白（BSA）、羊血清等，封闭血清一般同二抗同一种属来源，室温封闭 10～30min，倾去，勿洗。

(4) 一抗孵育，滴加适当比例稀释的一抗，37℃孵育2～3h 或 4℃孵育过夜（16h）。

(5) PBS 冲洗，3 次 ×5min。

(6) 滴加生物素标记的山羊抗鼠／抗兔二抗，室温或 37℃孵育 30～60min。

(7) PBS 冲洗，3 次 ×5min。

(8) 显色剂显色（DAB），滴加显色剂在组织切片上，可在显微镜下观察显色时间，通常 3～10min，显微镜下见棕褐色颗粒出现，蒸馏水终止反应，并将切片放入蒸馏水中冲洗干净。

(9) 苏木素复染，苏木素复染时间通常 3min 左右即可。

(10) 分化：1% 盐酸酒精分化，分化时间通常为 1～2 秒，之后流水冲洗。

(11) 蓝化：将切片浸入温水中 1min 左右，切片显示蓝色底色即可。

(12) 脱水、透明、封片：分别在 70% 酒精、80% 酒精、90% 酒精、无水乙醇溶液中各浸泡 3min，之后在二甲苯溶液中浸泡 10min，晾干，用中性树胶进行封片。免疫组化具体步骤如图 4-9 所示。

目前，为了免疫组化结果的同质化，以及避免因人为操作导致的结果不准确性，多数医院有了免疫组化自动染色机，解决了部分人为操作因素的影响。有的医院使用了自动免疫组化机，如图 4-10 所示。

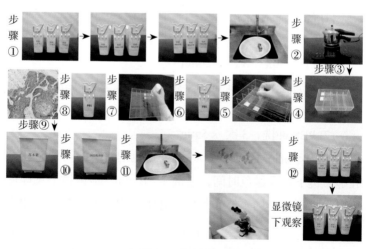

▲ 图 4-9　免疫组化步骤

免疫组化片子制好后，还需要病理医生在显微镜下根据细胞显色的位置、强弱进行判读，并根据判读的结果进行综合分析判断，最后得出疾病的病理诊断。

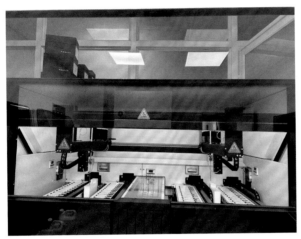

▲ 图 4-10　自动免疫组化机

2. 时间　10 个工作日。一张免疫组化片子的制成需要这么复杂烦琐的技术步骤才能完成，再加上病理医生显微镜下观察分析的时间，所以一般做免疫组化的病理报告需要 10 个工作日是有依据的，不是凭空而来的。

九、免疫组化是否需要再手术取组织样本

如果送检的组织病变大小能够满足免疫组化制片需要时是不需要再取活检或手术取材的。只有在送检的组织很

少不够免疫组化制片时才需要再取组织来进行免疫组化制片。具体情况病理医生会和手术医生进行沟通，手术医生会根据病理医生的意见综合考虑是否进行二次手术取组织或取活检。

第 5 章

分子病理检测：寻找靶向药物的靶子（基因）

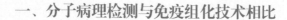

一、分子病理检测与免疫组化技术相比

分子病理检测是近年来新发展起来的病理辅助诊断手段，它的作用与免疫组化相差无几，但对于基因检测及判断应用靶向药物来说，分子病理检测方法是最准确的，目前来说分子病理检测也是进行靶向药物治疗检测的必要客观依据。也就是说是否能用靶向药物治疗晚期恶性肿瘤，必须进行分子病理检测，只有分子病理检测结果阳性，临床医生才能对患者进行靶向治疗。

我们都知道靶向药物一般都比较昂贵，所以对分子病理检测的要求也就非常高。和免疫组化技术相比，分子病理检测的设备设施、病理技术人员的要求都远远超过免疫组化。所以一般是省级以上的三甲医院才有条件设置分子病理检测室，需要做分子检测时临床或者病理医生都会建议您去大的三甲医院做。分子病理检测的收费一般都是上千元，目前有一部分分子病理检测项目费用已经可以医保报销了。

做分子病理检测最主要的目的是寻找是否有适合用靶向治疗药物的基因，靶向治疗尤其是对于晚期不能手术或者放化疗无效的恶性肿瘤患者来说尤为重要，如肺腺癌进行 EGFR 基因检测、乳腺癌进行 HER2 基因检测；另一个目的是为判断肿瘤性质和类型或对肿瘤进行预后判断而进行检测，如甲状腺癌进行 BRAFV600E 基因检测等。

做分子检测需要用组织白片或组织卷，根据分子检测需要，做分子检测的医生会告诉你需要切多少张白片，你可以到你做手术或给你发病理报告医院的病理科咨询，办理相应的切白片手续后就可以拿着你的蜡块白片到可以进行分子病理检测的医院病理科进行检测。检测结果出来后，交给给你看病的医生，医生会根据分子检测结果及患者情况进行综合判断，是否需要进行靶向治疗或者判断肿瘤预后等。

特此说明：病理的组织蜡块及细胞蜡块均不外借，蜡块是医疗原始档案，必须按照医疗档案要求来进行保存。如果您的肿瘤诊断或治疗需要去其他医院进行免疫组化或分子病理检测时，请必须到给您签发病理诊断报告医院的病理科办理相关手续后，进行组织白片或组织卷的制作，您只要妥善保存好组织白片或组织卷，就可以到您信任的医院进行相应的检测。

二、分子病理学在疾病诊断中应用

分子病理学是一门研究疾病发生发展的分子机制，利用基因组学、蛋白质组学等分子生物学技术以及其他化学和生物学手段来诊断、预测和治疗疾病等的科学。

1. 基因诊断

基因诊断是指通过基因筛查技术来确定患者所患疾病的类型和表现形式。在分子病理学中，基因诊断是一项非常重要的诊断手段，在许多疾病的诊断和预测中都有广泛的应用。通过血液、其他体液或细胞 DNA 进行检测的技术，是取被检测者脱落的口腔黏膜细胞或其他组织细胞，扩增其基因信息后，通过特定设备对被检测者细胞中的 DNA 分子信息作检测，预知身体患疾病的风险，分析它所含有的各种基因情况，从而了解基因信息，预知发生疾病的风险，通过改善生活环境和生活习惯，避免或延缓疾病的发生。

基因检测可以诊断疾病，也可以用于疾病风险的预测。疾病诊断是用基因检测技术检测引起遗传性疾病的突变基因。目前应用最广泛的基因检测是无创产前基因检测、遗传疾病的诊断和某些常见病的辅助诊断。

(1) 无创产前基因检测：无创产前基因检测是通过采集孕妇外周血（10ml），提取游离 DNA，采用新一代高通量测序技术，结合生物信息分析，得出胎儿患染色体非整倍性疾病（21- 三体又称唐氏综合征，18- 三体又称爱德华综合征，13- 三体又称帕陶综合征）的风险率。无创基因检测在孕早期（12 周）即可进行，通过对母体外周血中胎儿的遗传物质 DNA 进行直接测序分析，具有很高的准确性，避免了血清学唐筛的漏诊和羊水穿刺带来的风险。同时可以在孕早期进行检测，适合 12~24 孕周，最大程度减少对孕妇和胎儿的伤害，避免了胎儿宫内感染和流产，极大地缓解了孕妇的心理压力。

(2) 遗传性疾病的筛查与诊断：遗传性疾病是由生殖细胞或受精卵的遗传物质，即染色体和基因发生改变而引发的疾病，它有家族性、先天性等特点。血友病、白化病、高血压、冠心病、糖尿病和精神性疾病也往往同遗传有关系。遗传性疾病分单基因遗传病和多基因遗传病。基因检测可以通过检测某些重要基因的变异情况，提醒患者早期发病风险和遗传因素，以便对遗传性疾病进行准确诊断和预防。

①单基因遗传病：单基因遗传病是由单个基因发生突变所引起的遗传病。它可能是等位基因中的一个发生突变，也可能是成对的等位基因都改变。单基因病本质上属于单基因性状的遗传，故称之为孟德尔疾病，如并指症、血友病等。

②多基因遗传病：多基因遗传病又称多因素遗传病，是由多个基因的累加效应引起的遗传性状，一般与环境因素共同作用。因有遗传因素在内，故发病呈家族倾向，但不符合孟德尔遗传规律，即同胞中的患病率远比 1/2 或 1/4 低，为 1%～10%。大多数先天性畸形（如无脑儿、脊柱裂和其他神经管缺损、大多数先天性心脏病），以及许多常见的成人疾病（如癌症、高血压、冠心病、痛风、精神分裂症、抑郁症及糖尿病）等，不是单纯由单基因突变或染色体异常所引起的疾病，这些疾病都是由多个基因和环境因素共同作用的结果，都属于多基因遗传病（图 5–1）。

疾病是基因与外界因素相互作用的结果，基因突变并不一定导致疾病。因此，通过基因检测了解等位基因的突变，可以调节外界因素（生活因素、生活习惯、饮食）。做到避免或延缓疾病，或减轻症状，及时治疗。

2. 肿瘤的诊断

由于肿瘤是在体内外多种因素的作用下，由一系列基因连续突变导致细胞生长失去控制所致，因而每个肿瘤患者，即使是同一种肿瘤，其致病因素和体内突变的基因可能是不一样的，每一个患者的肿瘤都有自己独特的生物特征，这就是肿瘤的异质性。肿瘤的异质性要求对每个患者"区别对

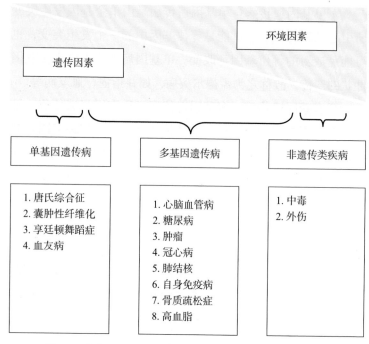

▲ 图 5-1　单基因遗传病、多基因遗传病与环境因素及环境因素致病

待"，也就是说要进行个性化的诊断和治疗。要获得理想的治疗效果，必须有精确的诊断。

　　病理诊断是当前肿瘤诊断的主要手段。来自患者体内的细胞或组织经过病理学类型、分级和判断预后，从而指导个体化精准治疗方案的制订。

三、分子病理学指导肿瘤的个性化靶向治疗

　　肿瘤精准医疗是一种基于分子诊断技术的高度个性化的

治疗方法，它可以根据患者的个体差异，采用不同的治疗方案，提高治疗效果。分子病理诊断已应用到常见肿瘤，如肺癌、结直肠癌、淋巴瘤、乳腺癌、胃肠道间质瘤、淋巴瘤、软组织肿瘤、卵巢癌等肿瘤。分子病理学在肿瘤精准医疗中的应用主要体现在以下方面。

1. 肺癌的个性化治疗

分子病理学技术可以通过分析个体的基因组和其他分子标记物，为患者提供更加精准、个性化的治疗方案。如肺癌患者可以通过基因检测，选择适合自己的靶向治疗（图 5-2）。

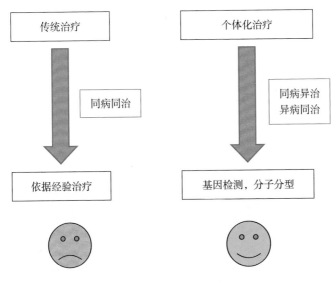

▲ 图 5-2 肿瘤个性化治疗的意义

(1) 肺腺癌的分子病理学特征：多数靶向治疗针对的是分子病理学特征。① EGFR 突变，EGFR 的突变是肺腺癌最常见的分子遗传学变异之一，多见于女性、非吸烟者、亚洲人。② KRAS 突变，KRAS 的突变在肺癌中也非常常见，尤其在腺癌中。③ ALK 融合。④ ROS1 融合，ROS1 的融合在人类肺腺癌病例中的发生率约为 2%。

(2) 肺腺癌的靶向治疗研究：目前，针对肺腺癌的靶向治疗主要分为针对 EGFR、ALK、ROS1 等靶点的药物治疗。①针对 EGFR 的治疗：主要包括 TKI 治疗和单克隆抗体治疗两种。TKI 治疗是目前 EGFR 治疗中的主要方法。②针对 ALK 的治疗（图 5-3，图 5-4），现有的 ALK 抑制剂主要包括克唑替尼、利洛替尼和阿帕替尼等。③针对 ROS1 的治疗，针对 ROS1 的治疗主要包括 ROS1 抑制剂，已经有多个 ROS1 抑制剂进入了临床试验阶段。

2. 乳腺癌的靶向治疗

(1) 乳腺癌分子分型：① Luminal A 型：Luminal A 型也

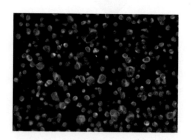

▲ 图 5-3　ALK 基因融合阳性（FISH，×1000 倍）

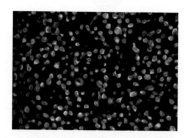

▲ 图 5-4　ALK 基因融合阴性（FISH，×1000 倍）

称激素依赖型乳腺癌，50 岁以上多见，其特点为对内分泌治疗敏感，预后好，对化疗的敏感性较差，是乳腺癌最常见类型。②Luminal B 型：主要分为两类：一类是 Luminal B 型（Her-2 阴性），病理 IHC 表达情况为：ER 阳性或 PR 阳性，而 Her-2 阴性，Ki-67 高表达；另一类是 Luminal B 型（Her-2 阳性），病理 IHC 表达情况为：ER 阳性或 PR 阳性，而 Her-2 阳性，多见于高龄乳腺癌患者。Luminal B 型乳腺癌因其激素受体阳性，因此在接受内分泌治疗后无病生存率较高。③Her-2 过表达型：病理 IHC 表达情况为：ER、PR 阴性，Her-2 阳性，Ki-67 多为高表达。Her-2 阳性的标准是免疫组织化学检测（+++）或荧光原位杂交法（FISH）检测阳性（图 5-5，图 5-6）。此类乳腺癌亚型除高表达 Her-2 蛋白外，其 p53 的突变率达 40%～86%。肿瘤分化较差，组织学分级通常是Ⅲ级。Strauss 等研究中发现 HER2 基因过表达的乳腺癌，恶性程度较高，复发转移较早，预后较差，并且明显影响患者的无病生存率。④基底细胞型（Basal-like 型）：病理 IHC

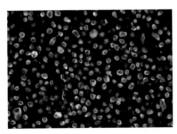

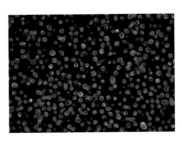

▲ 图 5-5　*Her2* 基因小簇状扩增（FISH，×1000 倍）

▲ 图 5-6　*Her2* 基因未扩增（FISH，×1000 倍）

表达为 ER、PR、HER2 均阴为性，即俗称"三阴"，预后较差。

(2) 乳腺癌的靶向治疗：①腔面（Luminal）型靶向治疗：Luminal A 亚型没有首选的化疗方案，无论使用何种化疗方案，Luminal A 亚型的病理完全缓解均较低。②抗 HER-2 靶向治疗：在晚期乳腺癌中，大约有 25% 的患者存在 HER-2 基因过表达。研究显示，拉帕替尼在 HER-2 阳性的复发性或难治性炎性乳腺癌治疗中有突出效果，而对 HER-2 阴性的晚期乳腺癌患者无明显临床获益。帕妥珠单克隆抗体既对 HER-2 高表达的乳腺癌有效，又对 HER-2 低表达的乳腺癌有效。③基底细胞样（Basal-like）型靶向治疗：对于基底细胞样型乳腺癌，新辅助治疗推荐蒽环类、紫杉类以及铂类药物。

3. 分子病理学技术与疗效评估

分子病理学技术可以通过检测治疗前后患者的分子标记物的变化，评估治疗效果。这对于调整治疗方案、优化治疗效果非常重要。

4. 基因检测不同指标对肿瘤治疗及预后的意义

(1) 肺癌靶标检测及化疗药物（表 5-1）。

表 5-1　肺癌靶标检测及化疗药物

检测指标	检测指标意义
ALK 基因融合	阳性，可使用 Crizontinib
VEGFR　mRNA	VEGFR 过表达，可选择使用血管生成抑制因子，如 Bevacizumab

（续表）

检测指标	检测指标意义
EGFR 突变	Exon19 缺失，Exon21 突变可使用 EGFR-TKI 药物，T790M 突变易耐药
KRAS 突变	突变，则西妥昔单抗、帕尼单抗、吉非替尼、厄洛替尼易耐药
BRAF 突变	突变，则西妥昔单抗、帕尼单抗、吉非替尼、厄洛替尼易耐药
PTEN 表达	NSCLC 中 PTEN 在蛋白水平表达越低，恶性度越高，预后越差，可作为判断 NSCLC 预后的指标之一
PIK3CA 突变	突变，则拉帕替尼、曲妥珠单抗易耐药
EGFR 基因表达	过表达，则可使用西妥昔单抗，帕尼单抗
MET 拷贝数	扩增，则可使用 Crizotinib
ERCC1 mRNA	低表达，则铂类敏感性增加
BRCA1 mRNA	低表达，则铂类敏感性增加
TYMS mRNA	低表达，则氟尿类敏感性增加
TUBB3 mRNA	低表达，则紫杉醇类敏感性增加
STMN1 mRNA	低表达，则紫杉醇类敏感性增加
RRM1 mRNA	低表达，则吉西他滨敏感性增加
TOP2A mRNA	低表达，则蒽环类不敏感
TOP1 mRNA	高表达，则喜树碱类敏感

(2) 胶质瘤靶标检测（表 5–2）。

表 5–2　胶质瘤靶标检测

检测指标	提　示
EGFR 突变	Exon19 缺失，Exon21 突变可使用 EGFR-TKI 药物，T790M 突变易耐药
KRAS 突变	突变，则西妥昔单抗、帕尼单抗、吉非替尼、厄洛替尼易耐药
EGFR 基因过表达	表达升高可使用西妥昔单抗
VEGFR2　mRNA	VEGFR 过表达，则可用 Bevacizumab
MGMT 启动子甲基化	MGMT 基因启动子甲基化程度越高，使用替莫唑胺药物的疗效越好

(3) 直肠癌靶标检测（表 5–3）。

表 5–3　直肠癌靶标检测

检测指标	提　示
EGFR 突变	Exon19 缺失，L858R 突变，则 EGFR-TKI 药物敏感，T790M 突变对 EGFR-TKI 耐药
KRAS 突变	突变，则西妥昔单抗、帕尼单抗、吉非替尼、厄洛替尼易耐药
BRAF 突变	突变，则西妥昔单抗、帕尼单抗、吉非替尼、厄洛替尼易耐药
CKIT 突变	Exon 9、13、17 突变，则伊马替尼易耐药；Exon11 突变，则伊马替尼有效率高
VEGFR2 表达	VEGFR 过表达，则 Bevacizumab

（续表）

检测指标	提　示
ERCC1 mRNA	高表达，则铂类不敏感
BRCA1 mRNA	低表达，则铂类敏感性增加
GSTP1 多态性	未发生 I105V 突变，铂类不敏感
TYMS mRNA	低表达，则氟尿类敏感性增加
MTHFR 多态性	未发生 C667T 突变，氟尿类敏感性一般
TUBB3 mRNA	低表达，则紫杉醇类敏感性增加
STMN1 mRNA	低表达，则紫杉醇类敏感性增加
RRM1 mRNA	低表达，则吉西他滨敏感性增加
TOP2A mRNA	低表达，则蒽环类不敏感

(4) 胃癌检测（表 5-4）。

表 5-4　胃癌检测指标

检测指标	提　示
Her2 基因过表达	使用赫赛汀（Herceptin）
EGFR 变异检测	使用 TKI 类药物西妥昔单抗（Cetuximab）
HERG1 表达	使用瑞格非尼（Regorafenib）

(5) 乳腺癌检测（表 5-5）。

表 5-5　乳腺癌检测指标

检测指标	提　示
EGFR 突变	使用拉帕替尼（Lapatinib）

（续表）

检测指标	提　示
Her2 基因过表达	使用赫赛汀（Herceptin）
PIK3CA 突变	研究发现赫赛汀对 PIK3CA 突变人群的疗效欠佳

（6）肾癌检测（表 5-6）。

表 5-6　肾癌检测指标

检测指标	提　示
RAF1 突变	索拉非尼（Sorafenib）是一种针对 RAF 和野生型以及 V600E 突变的 BRAF 的有效抑制药
CKIT 突变、PDGFRA 表达、PDGFRB 表达	舒尼替尼（Suitinib）通过抑制 VEGFR1，VEGFR2 和 PDGFRbeta 的信号来抑制血管生成。发生转移的肾细胞癌存在广泛的血管分布，舒尼替尼（Suitinib）已被批准可用于此类肿瘤
mTOR 表达	依维莫司（Everolimus）能够阻断 mTOR 蛋白的功能。口服，每日 1 次

四、分子病理常用检测方法

1. PCR（聚合酶链反应）

PCR 是一种常用的分子生物学技术，可在体外扩增 DNA 片段。在分子病理学中，PCR 被广泛应用于检测基因突变、基因重排和基因拷贝数变异。通过 PCR 扩增后，可以使用各种方法进行分析，如限制性内切酶切割、聚合酶切点突变检测等。如肺腺癌 EGFR 基因检测，结直肠癌 BRAF 基因检测等。

2. 测序技术

测序技术是分子病理学中的关键技术之一，被广泛应用于基因突变检测、全基因组测序等。

3. 蛋白质质谱

蛋白质质谱是一种分析蛋白质组成和结构的方法。通过蛋白质质谱技术，可以揭示蛋白质在疾病发生和发展中的作用机制。

4. 免疫组化

免疫组化是一种通过特异性抗体检测蛋白质表达的技术。在分子病理学中，免疫组化可用于检测疾病标志物、诊断肿瘤类型和判断预后（图 5-7 至图 5-11）。

5. 原位杂交

原位杂交是一种通过标记了特定 DNA 序列的探针与组织切片中的 DNA 进行杂交的方法。在分子病理学中，原位杂交可用于检测基因缺失、基因扩增和基因重排等，为疾病的诊断和治疗提供重要信息。如乳腺癌、胃癌 Her2 基因检

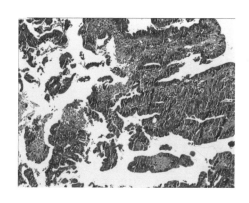

◀ 图 5-7　直肠腺癌（**HE**，×100 倍）

病理知多少：借你一双慧眼，看透疾病本质

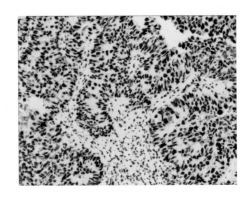

◀图 5–8　免疫组化 PMS2
（+）（IHC 染色，×100 倍）

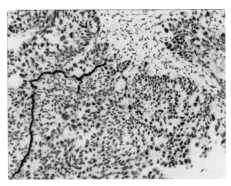

◀图 5–9　免疫组化 MLH1
（+）（IHC 染色，×100 倍）

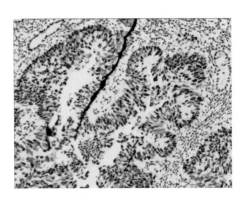

◀图 5–10　MSH2（+）
（IHC 染色，×100 倍）

90

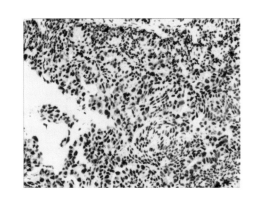

◀图 5-11　MSH6（+）
（IHC 染色，×100 倍）

测，肺癌 ALK-ROS1、C-met 基因检测，软组织肿瘤相关病
理诊断（CHOP 基因用于辅助诊断黏液性脂肪肉瘤，SS18 基
因用于辅助诊断滑膜肉瘤，EWSR1 基因检测用于辅助诊断
尤文肉瘤等，淋巴瘤相关分子诊断（BCL-6 基因断裂检测可
以辅助诊断弥漫大 B 细胞淋巴瘤；C-myc 基因断裂重组可能
是伯基特淋巴瘤的一个标志；BCL-2/IGH 融合基因检测可以
辅助诊断滤泡性淋巴瘤）。

6. 基因芯片技术

在分子病理学中，基因芯片技术可用于检测基因表达
谱、寻找差异表达基因和预测疾病发生的风险。通过基因芯
片技术，可以同时检测上千个基因的表达水平，为疾病的诊
断和治疗提供全面的基因信息。

总之，分子病理学在疾病预测、诊断和治疗等方面有着
非常广泛的应用前景和发展空间，也为我们提供了更多精准
医疗的机会。

第 6 章

十年磨一剑：病理报告的产生

一、病理医师资质、职责

1. 病理科的人员组成

病理科在临床疾病的诊断中具有不可替代的作用，病理科主要由病理医生和病理技术员组成，其他辅助人员有清洁工、窗台服务人员、报告打印员、病理资料的保管、归档员等。

2. 病理医生和病理技术员及其需要具备的资格

(1) 病理医生：病理医生需要具备临床专业知识并取得执业医师资格证，5 年本科临床专业或具有临床专业背景的医学生是当病理医生的基本条件；临床专业本科毕业后或病理专硕研究生需到具有病理规范化培训条件和能力的三级医院（一般为三甲医院，尤其是全国性大三甲医院）进行病理诊断规范化培训 3 年后才能进入医院的病理科，从事初步病理诊断工作。在进行规范化培训的 3 年间，需参加全国执业医师资格考试，工作后需要参加各种执业的考试和培训，取得执业医师资格证满 5 年后再参加全国病理诊断专业的中级职称考试，考过了并取得工作医院聘用为中级职称也就是主治医师后才能签发恶性肿瘤的病理报告及急诊的冰冻报告。后续需参加副高级、正高级职称等考试考核，和临床医师晋升是一样的要求，工作期间需要不定期到全国甚至世界有名的医院进行进修学习，不断提高自己的病理诊断理论和实践水平。

病理报告可协助诊断疾病，指导临床手术治疗，如指导恶性肿瘤手术切除的范围、切除深度；手术后是否需要放化疗、生物免疫治疗、靶向治疗等；判断肿瘤预后等的重要的医疗文书。在国外，病理医生也被尊称为"医生中的医生"，这既是对病理医生在疾病诊疗活动中重要作用的肯定，同时也揭示了病理医生所要承担的巨大医疗风险和医疗责任。

(2) 病理技术员：需具备检验病理技术专业背景，进行检验和病理技术实习1年后才能上岗，上岗后需在上级病理技术员带教1年后才能独立进行病理技术操作。病理技术员和病理医生一样，也是需要参加各种考试和培训的，参加初级病理技术资格考试合格后才能真正成为一名合格的病理技术员。病理技术员在工作5年后需参加全国病理技术的中级职称考试，后续也是需要参加副高级、正高级的职称考试及考核，工作期间需要进修学习不断提高自己的病理技术理论知识，对于技术难度高如分子病理技术，需要进行专门的进修培训后才能上岗。

病理技术员不仅要有很强的动手操作能力、很强的责任心、耐心细致的工作作风，还要有很强的技术理论知识，理论与操作必须紧密结合，才能有好的技术水平，才能制作出清晰、厚薄均匀的高质量病理切片或细胞涂片，高质量的病理片子是病理医生做出正确病理诊断的必要前提，病理技术水平的高低直接影响着病理医生诊断。

病理技术员是病理诊断工作中的幕后英雄，除了病理医生外，病人和临床医生是不知道病理技术员在病理诊断中的辛勤付出的。可以说病理技术员是病理医生背后强有力的合作者。随着医学技术的发展，部分技术员工作可以被机器代替，如组织脱水、染色、封片等工作均可有机器进行，但关键核心技术，如组织包埋、切片等技术，必须是技术员才能进行的操作。

(3) 病理医生和病理技术员的工作范围及关系：病理医生主要负责各类病理玻片的诊断，签发病理报告。病理技术员主要负责处理各类病理标本，制作出高质量的各类病理玻片，供病理医生进行病理诊断。病理医生和病理技术员各司其职共同完成病人的病理标本诊断工作，缺一不可。

二、读万卷书：做一位非严谨细致、知识渊博的病理医生

病理技术员把制作好的病理片子移交给病理医生，病理医生需要进行复杂的脑力和体力劳动后才能签发一份符合病人病情、指导精准和个性化治疗的病理报告。

1. 核准身份：三查七对

病理医生拿到带有病理编号（每一份病理标本或一个病人同时送检的所有病理标本只能有且是唯一对应的病理编号）的病理片子和随片子一起的病理申请单后，首先需要仔细核对玻片上病理编号和申请单上的病理编号是否一致（图6-5①），严防张冠李戴。

2. 看图分析，知其然知其所以然

病理医生核对患者信息无误后，仔细阅读病理申请单上临床医生提供的所有有关该病人的临床症状、手术情况及其他检查信息。然后在显微镜下仔细观察病理玻片，确定为哪

种疾病，并分析图片表现是什么原因引起的，得出更符合病人临床表现的疾病诊断。如显微镜下都表现为平滑肌细胞增生，如果在胃，只要发现一个核分裂就可以诊断为恶性的平滑肌肉瘤；而同样的图像在子宫，就是良性的平滑肌瘤。如病理图像符合肠腺癌，肠镜也考虑肠癌，临床病人也有大便带血等症状，则病理报告就可以发肠腺癌了。

病理标本送到病理科，不需要做免疫组化或分子病理检测的，一般组织常规病理报告需要 3～5 个工作日可签发。

3. 病理诊断不一致的原因

如果病理医生考虑的疾病和临床考虑的或者和病人的临床症状有出入，甚至大相径庭，有可能病理医生诊断不对，其原因主要如下。

(1) 专业不专。病理医生对显微镜下的细胞形态不认识或者观察不仔细，漏了关键的细胞信息等，导致错误的疾病诊断结论。因为每个病理医生工作的年限不同，临床经验不同以及所从事的病理专业不同，病理诊断也是分好多亚专业组的，如乳腺组，肺、胃肠道组等，在大三甲医院病理科一般都会分病理亚专业的，人体从头到脚有成千上万的疾病，病理医生不可能都会分析诊断，所以就需要分专业，如乳腺组的病理医生主要进行乳腺病理标本的诊断，妇科组的病理医生主要进行妇科标本的病理诊断等，这样专业的人做专业的事，病理诊断报告当然也就更精准，像临床分外科、内科、妇产科医生一样。而在一般的三甲及三级以下医院因病理标本量少、标本类型以及病理医生数量少，没法再分亚专业，所以一般三甲及以下医院的病理医生就是个"万精油"，是全科病理医生，目前国内大多数医院的病理医生均为全科病理医生，相当于社区的全科医生一样，内外妇儿科常见病都需要了解，对每种病只能进行一个初步筛查判断，不可能做到精准诊断，尤其是疑难病例，必须转至上级医院。所以，小的三级或三级以下的病理医生，尤其是疑难病理，也只能做到初步判断。有些肿瘤在小的医院几年甚至几十年都遇不到1例，而在大的医院却每天都有这样的病理，所以一般下级医院的病理科医生都必须到大的医院进修学习，目的就是要了解和熟悉更多的肿瘤诊断。

(2) 见识病例少。不同级别医院病理医生看片子的水平也是千差万别的，大医院的病理科专家看片观察获取的细胞信息及考虑的疾病范围和一般医院病理科病理医生看片所获取的细胞信息及考虑的疾病范围也是不同的。病理专家看片所考虑的鉴别诊断更广，范围更宽，尤其是在疑难病理切片上，更能显示大医院病理专家和一般医院病理医生的水平差距。

别说一般医院病理科医生与大医院病理科医生水平有差距。同一个医院病理科的医生也会因工作经验、个人努力程度及对切片信息的领悟能力不同，都会有很大的差距。

(3) 个人的努力程度及领悟、总结学习的能力不足。医学是一门实践和经验性很强的学科，医学病理诊断学也是如此，病理医生只有反复大量的看不同疾病的病理图片，记住各种疾病的显微镜下细胞形态特征，且没有任何一个病理医生能做到一个疾病只要看过一次就能掌握该疾病的病理特征、免疫组化标记特征及分子病理检测结果、临床对该疾病的治疗手段等相关知识，而是需要不断地反复观察显微镜下图像特征，不断地分析总结，才可能掌握一种疾病的病理诊断要点、鉴别诊断等，有时为了弄懂一个肿瘤的病理诊断，病理医生一张切片可以看一天或几天才能有诊断的思路。病理医生也只有全面掌握各个器官常见疾病的病理诊断要点、鉴别诊断，才能做到诊断时的全面考虑，才能避免掉进陷阱里。但要达到这样的水平，没有 10 年，甚至 20 年的磨练是不可能实现的。

(4) 疾病类型浩如烟海，十年磨一剑。仅仅女性生殖道病变的简单笔记介绍，就是一本 500 页左右的书（图 6-1、图 6-2）。

仅仅一个皮肤病变的病理就是一本上、下两卷、3000 多

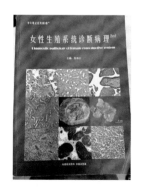

▲ 图 6-1　女性生殖系统
诊断病理读书笔记

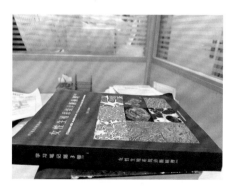

▲ 图 6-2　女性生殖系统诊断病理读书笔记

页的书（图 6-3，图 6-4）。

全身这么多器官，每个器官疾病类型就可以编写一部厚厚的专著。对于病理医生来说，只掌握各个器官的常见、多发病的病理诊断，都得至少 5 年，再进行更广的疾病认识并积累一定经验，至少也得 10 年的时间，所以病理医生真得下"十年磨一剑"的功夫，才能应付病理科的日常病理诊断工作。

4. 避免病理报告误诊的操作流程

(1) 初诊医生基本负责。初诊病理医生即第一个接手病理切片的病理医生，一般为高年资的住院医师或主治医师。初诊病理医生对病理片子在显微镜下反复观察，必要时查阅大量文献、翻阅大量书籍（图 6-5，②、③），反复对显微镜下的细胞及组织特征进行归纳总结，与文献及专业书籍描述的

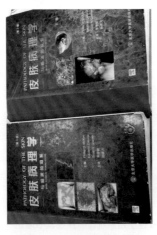

▲ 图 6-3　皮肤病理学上下卷

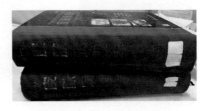

▲ 图 6-4　皮肤病理学上下卷

有可能的疾病细胞、组织图像进行比较，确定疾病范围后，加做相应免疫组化染色及分子病理检测来辅助诊断，如果结果支持或否定某些疾病，与临床和病人症状都符合，就签发病理报告。

(2) 上级医师把关。初诊病理医生如果通过查资料、做免疫及分子病理检测还是不能确诊，就会将病理切片提交给比自己职称更高或者专业组的病理医生进行审核阅片，同时与临床医生进行密切沟通，详细了解患者的症状、体征及其他检查结果，有时候还得约见病人或亲自对病人进行全面检查。提交的上级医生一般为科室高年资（如副主任医师及主任医师）（图6-5，④）。如果科室没有更高年资的医生，初诊医生会建议病人到上级医院进行会诊。如果高年资的病理医生就能确诊，就由出诊医生和高职称的医生一起签字发病理报告。所以，病理报告上有时候会有2位医生的签名，一个是初诊医生，另一位是审核的上级医生。

(3) 全科会诊＋外院专家会诊。如果上级医生也不能确诊，就需要将病理片子提交给科室主任，科室主任会组织科室全部病理医生一起在多头显微镜（可以供10个病理医生一起看一张病理切片的显微镜）下进行讨论（图6-5，⑤），如果所有参加讨论的医生形成统一的诊断意见就可以发报告了。如果大家意见不统一，说明这个病例很难，需要请外院专家进行会诊，听取外院专家的意见（这么一波操作下来，估计最快也得需要10个工作日了）。

所以当病理报告不能肯定或者需要进一步的请上级医生

会诊、免疫组化及分子病理检测等工作时，请不要抱怨等的时间太长，因为慢工才能出细活。只有负责的医生才会不厌其烦地对病理切片进行各种会诊，为的是病人能得到准确的治疗。

所以，病理诊断报告并不是你看到的那样——一张薄薄的纸而已，它真的凝聚了病理医生的大量脑力和精力，是沉甸甸的知识成果，其含金量有多重不言而喻。对于肿瘤的临床处理，尤其是恶性肿瘤，病理报告是必不可少的医学依据，可以说没有病理报告临床医师是不会对任何恶性肿瘤进行化疗、放疗及靶向治疗的，所以必须珍惜和重视每一份病理报告，因为它是疾病诊断和治疗的最直接和最重要的依据（图6-5，⑥）。

三、人间清醒："金标准"不是绝对的

病理检查报告也被称为疾病最后的诊断，疾病诊断的"金标准"。这是对病理医生劳动的肯定和信赖，但却也有夸张的成分。任何"金标准"都不是绝对的，病理报告只是相对于检验、B超、放射、影像等检查对疾病的推测性诊断而已的。并不是说，做了病理检查就一定能诊断清楚疾病，病理报告质量的高低也就是病理报告的可信度是受多种因素的影响的，既有客观原因，也有主观原因的。

不能做到"金标准"的主观原因：①病理医生之间的学习和努力程度的不同，导致了病理医生之间诊断能力和水平的差异，也就导致了病理报告可信度的差异。②因技术操作

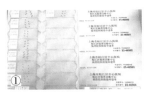
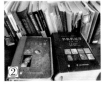
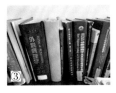
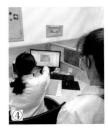
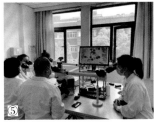
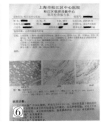

▲ 图 6-5 病理诊断过程：①病理切片和申请单编号对应；②、③需翻阅的一小部分书籍；④遇疑难病例，请高年资医生读片；⑤病理医生在多头显微镜下进行讨论；⑥一份完整的纸质病理报告

不规范导致报告不精准。③免疫组化染色质量不佳导致的假阳性或假阴性。

如果对病理报告有疑虑，可申请病理会诊。

第 7 章

术中病理急会诊：术中快速冰冻病理诊断

病理知多少：借你一双慧眼，看透疾病本质

一、术中快速冰冻病理诊断的背景及步骤

术中快速冰冻病理诊断，简称术中冰冻，术中病理急会诊。从名称上我们就可以看出，这是个手术中需要进行病理诊断的技术。

1. 为什么要做术中冰冻

为什么在手术中需要进行病理诊断呢？那是因为在手术前做了各种检查都不能明确包块的性质，比如肺包块 CT 扫描提示恶性可能，但没有病理诊断，外科医生是不能进行肺的根治手术的，所以在开胸后，手术医生需要知道包块的性质，因为良恶性肿瘤的手术范围是完全不一样的。常规的病理诊断需要 3～5 个工作日出病理报告。外科医生就希望有一种手术中就能进行病理诊断，以协助选择手术方式。术中冰冻技术应用广泛，是目前重要的外科术中辅助诊断手段之一。

2. 术中冰冻的步骤

(1) 术中冰冻基本的操作流程是指在手术过程中，取少量或部分病变组织或整个包块，无须固定（图 7-1 至图 7-2），立即送往病理科冰冻室（多数医院冰冻室设置在手术室旁边）。

(2) 病理医生立即取材，放置 -20℃ 冰冻切片机中（图 7-3），制作冰冻切片（图 7-4 至图 7-6）。

(3) 病理医生在显微镜下观察病变（图 7-7），要求 30 分钟内给手术医生提供病变信息（图 7-8 至图 7-9）。

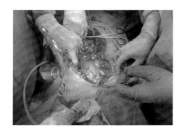

▲ 图 7-1 手术医生术中切除肿瘤

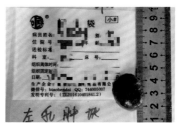

▲ 图 7-2 切除肿瘤送至冰冻室

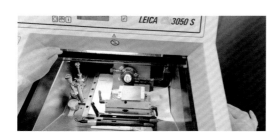

◀ 图 7-3 冰冻切片机

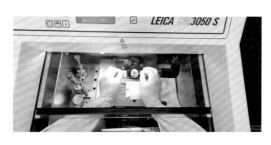

◀ 图 7-4 组织冻后切片

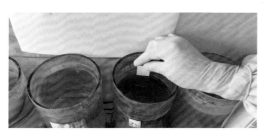

◀ 图 7-5 手工染色

病理知多少：借你一双慧眼，看透疾病本质

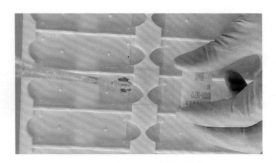

▲ 图 7-6　染色好的冰冻切片

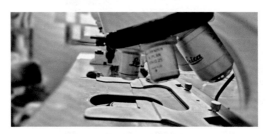

▲ 图 7-7　显微镜下病理诊断

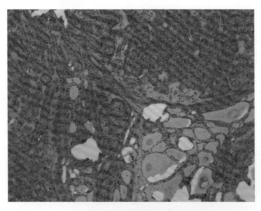

▲ 图 7-8　甲状腺癌切片

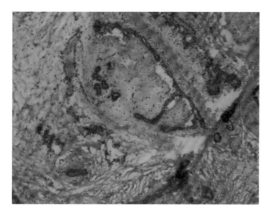

▲ 图 7-9　乳腺纤维腺瘤冰冻切片（图片均为 HE ×20 倍）

3. 术中冰冻对病理医生的要求极高

冰冻切片诊断是一项高技术含量、高风险的工作，并且冰冻切片的图谱与常规病理切片的图谱存在很大差异，需要病理医生重新建立起与常规病理完全不同的一套诊断思维和诊断病理图像。况且，术中冰冻最大的优点是快，一般要求病理科在接到术中切除组织后，30 分钟内签发病理报告。所以，只有经过冰冻切片进修或培训过的病理医生才能进行冰冻病理诊断工作，需要中级及以上职称或者高年资的住院医师，才具有从事术中冰冻诊断的资格。也就是说，必须要有丰富的病理诊断经验的病理医生才具有签发术中冰冻病理诊断的资格。

二、冰冻切片的用途

1. 确定病变性质

术中冰冻最主要的目的是确定肿瘤的良恶性，帮助医生确定手术的方式及判断手术的范围，如术中冰冻在乳腺手术中广泛应用，如病理诊断为良性，临床只需要完整地切除肿块就可以了；如病理诊断为恶性，临床医生根据病人的病理类型、年龄、病人需求、前哨淋巴结转移情况等，综合分析决定适合病人的手术方式。

2. 确定手术切缘情况

术中冰冻可以帮助手术医生确保在切除肿瘤时没有任何残留。如果术中冰冻提示切缘有残留，医生可以进一步扩大切除范围，以减少手术复发的风险。同样是在乳腺癌手术中，随着现代医学模式的转变，由于乳房外形的变化，会对女性的心理健康造成一定的影响，尤其是青年女性，术后容易存在较高的焦虑抑郁情绪。随着乳腺癌发病年龄段年轻化，青年女性对于手术疗效以及美观程度的要求不断提升，因此保乳手术成为目前年轻患者比较青睐的一种手术方式。保乳手术的首要目标为完全切除肿瘤，并确保切缘病理组织学检查为阴性，从而降低术后复发率，同时，尽可能多地保留大部分腺体组织，保留乳房组织，避免手术对乳房外形的影响，降低手术对患者身心健康的影响。所以手术中必须进行切缘情况的判断，以保证手术对乳腺肿瘤切除的彻底性，确保完美的手术效果和美容效果。

3. 辨认正常组织

如盆腔或腹膜肿瘤切除时，有一些管腔结构，术中需要确认是否为正常输尿管组织还是血管组织；颈胸部手术时，术中需要确认是正常神经组织、甲状旁腺组织还是肿瘤组织等；先天性巨结肠症手术时需要证实在手术切缘的肠壁是否存在肌间神经节细胞，因为先天性巨结肠症的病因就是肠壁间的神经节细胞减少或缺如，如果肠壁切缘未见到神经节细胞，手术医生则需要进一步扩大切除肠壁，直到术中病理医生在肠壁组织的冰冻切片上看到神经节细胞为止。

4. 确定淋巴结是否转移

随着治疗理念的逐渐转变，手术治疗的原则已经从最大的耐受治疗转向为最小限度的有效治疗。有些早期肿瘤的患者，需要术中判断淋巴结是否有肿瘤转移，如果淋巴结没有转移，就无须进行大范围的切除，避免给病人带来后续恢复困难，降低病人的生活质量。如果有淋巴结转移，需要扩大手术切除范围，以保证取得良好的手术效果。

三、冰冻切片诊断的优缺点

1. 冰冻切片诊断的优点

术中冰冻的最大优势是快，但是由于时间紧，取材少，再加上冰冻切片技术一些固有的缺陷，冰冻诊断的正确率在一定程度上是会受到影响，所有术中冰冻诊断与术后石蜡诊断的一致符合率不可能为 100%，大概在 95% 左右。

2. 冰冻切片诊断的不足

(1) 人为假象：冰冻切片是组织未经固定，新鲜组织在冷冻状态下直接用冰冻切片机切片。它实际上是以水为包埋剂，将组织进行冰冻至坚硬后切片。冰冻切片的质量受到冰晶等因素的影响，会出现人为假象，如细胞体积肿胀，细胞界线不清，切片较厚，细胞密集，会造成细胞的假异型性，增加诊断的难度，冰冻切片上的细胞（图 7-10）与术后组织固定后的石蜡切片上的细胞图像会完全不一样（图 7-11）。有时在冰冻切片上看着非常异型像恶性细胞的细胞，手术后组织经过固定制作的常规组织切片上却是良性细胞。

(2) 冰冻切片技术适应证的缺陷性。它不适用于骨、脂肪组织，因为骨组织未脱钙，冰冻切片刀是切不动的，所以不能进行切片；脂肪组织因没有水分难以冰冻，组织不能冻

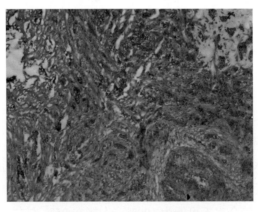

▲ 图 7-10 冰冻切片乳腺浸润性癌

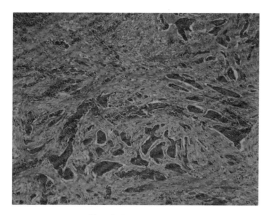

▲ 图 7-11　石蜡切片乳腺浸润性：均为 HE ×20 倍

硬，组织如稀泥一样，冰冻切片刀不能进行切片，也就不能制成片子了。

(3) 冰冻切片取材的局限性，因时间限制，冰冻一般仅做一张切片，不能代表整个肿瘤，甚至有的时候冰冻切片中可能都没有取到病变组织。所以最终的石蜡切片诊断可能会与术中冰冻诊断不符。例如，卵巢的畸胎瘤，冰冻中取材一块，术中冰冻诊断为成熟性囊性畸胎瘤（图 7-12）（良性肿瘤）；术后石蜡多块取材，见到原始神经管成分，最后诊断为未成熟性囊性畸胎瘤（图 7-13）（中间型肿瘤）。

一些疑难的病例或者交界性的肿瘤，有时候在 HE 石蜡切片中诊断都非常困难，经常需要借助免疫组化手段，甚至是基因检测才能最终诊断。所以在术中冰冻做出明确诊断是非常困难的。例如淋巴瘤术中冰冻就难以明确进行诊断及分型；所以，如果临床怀疑淋巴瘤，不建议做术中冰冻诊

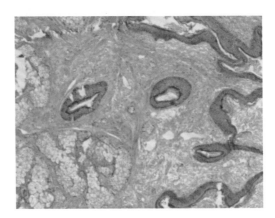

▲ 图 7-12　冰冻切片成熟性囊性畸胎瘤

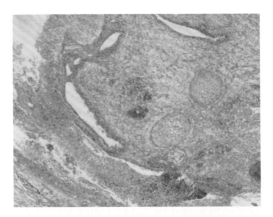

▲ 图 7-13　术后石蜡切片显示：未成熟性囊性畸胎瘤

断。一些软组织肿瘤，如子宫来源的平滑肌肿瘤，因需要计数核分裂、寻找坏死、观察肿瘤边界与正常组织之间是否有浸润等情况，才能确定肿瘤是良性还是恶性，需要获得这些信息，必须要有多且广泛的组织取材、切片，术中冰冻只取一块或两块组织是难以明确诊断，如果勉强做出诊断，容易误诊。如甲状腺的滤泡瘤和滤泡癌的鉴别诊断也是需要包块的全部广泛的取材才能进行鉴别的，也不适用于术中冰冻诊断。

四、术中冰冻的禁忌证

随着临床外科手术技术的发展，术中冰冻技术的应用也日渐成熟，但因技术缺陷限制，仍然有一些组织是不适用于术中冰冻检查。

1. 病灶或组织过小（小于 2mm）。

2. 术前易于进行常规活检者，如皮肤肿瘤。

3. 脂肪组织、骨组织、钙化组织。

4. 疑为恶性淋巴瘤。

5. 需要依据核分裂计数判断良、恶的软组织肿瘤，如子宫平滑肌瘤的良恶性。

6. 主要根据肿瘤生物学行为特征而不能依据组织学形态判断良、恶性的肿瘤，如甲状腺滤泡性肿瘤，内分泌肿瘤等。

7. 已知具有传染性疾病的标本，如肺结核、梅毒等标本。

五、术中冰冻病理检查的注意事项

1. 临床手术医生应于手术前向患者和（或）患者授权人说明术中冰冻病理检查与诊断的临床意义和局限性等，取得患者和（或）患方家属的知情和理解。患者和（或）患者授权人应在由医院制订的《手术中快速病检患方知情同意书》签署意见和签名。

2. 主持手术的临床医生应在手术前一天向病理科递交快速活检申请单，填写患者的病史，重要的影象学、实验室检查结果、尤其是重点提交病人曾经做过的病理诊断结果、目前临床考虑的疾病等需要提请病理医生特别关注的问题等。

3. 冰冻切片检查报告，病理科将通过电脑发布、人工发送书面报告，有条件的医院同时也可电话通知相关手术间。

4. 因故取消手术或术中冰冻切片检查者，应及时通知病理科。

总的来说，术中冰冻诊断对临床医生和患者具有重要意义。通过帮助医生实时获取准确的病理诊断结果，术中冰冻可以提高手术决策的准确性，降低手术风险和副作用，提高患者的手术体验和术后恢复。

第 8 章
云端会诊：疑难病理远程专家会诊

一、病理云会诊：远程会诊

远程会诊是指病理医生将自己没有把握或者经过科室内多名病理医生阅片后不能形成统一诊断意见的病理切片，通过专门的病理切片扫描仪（图8-1，①）将病理切片扫描后形成数字切片，连同患者的临床资料一起通过网络上传到国内知名病理专家平台，专家通过电脑端登录专家平台后，在电脑屏幕上就能看到数字切片，模拟现场显微镜下观察，通过专家的阅片，给出一个诊断意见供病理医生参考（图8-1，②）。

看到这里，您心里可能会产生一丝疑虑：这扫描出来数字切片和真正的玻璃切片上的东西一样不一样呀？清晰不清晰呀？完整不完整呀？会不会失真呀？会不会影响诊断呀？

其实，您大可不必有这样的顾虑。数字切片已经有很久的历史了，技术已经很成熟了，而且现在的切片扫描仪扫描出来的数字切片，都非常清晰和逼真，图片还可以任意缩小和放大，从低倍镜到高倍镜，都能够看得清清楚楚，一个细节也不会落下，效果和看真正的玻璃切片相差无几（图8-1，③）。就像传统相机已经被数码相机取代了一样，数字病理已经是未来病理科发展的趋势，相信不久的将来，会有越来越多的病理医生会在电脑屏幕上看阅切片了。未来，患者可以足不出户，通过"云病理"会诊，一般24小时内就能获得权威病理专家的诊断报告。传统的借切片出去会诊，则至少要花费5个工作日的时间。而且，传统的借切片会诊，切片保管不善可能会丢失、损坏，而数字切片就不存在这些隐患，易于保存，而且可以随时调取。

二、疑难病理会诊的多种形式

云会诊是会诊形式之一，其他会诊方式还有如病理医生或患者及家属邀请病理专家到病理科进行面对面的显微镜下阅片会诊；或者患者或家属到病理科将病理切片借出来，带着切片到自己信任的医院或者专科医院请病理科专家会诊或者快递给全国有名医院的病理专家会诊。提到患者借阅切片，这里也顺便介绍一下借阅切片的一般过程（图 8-1，④）。如王伯伯在 A 医院做了个肠镜，取了活检组织送到病理科做了病理，病理报告为"腺癌"，那么就必须做手术了。王伯伯的儿子想让王伯伯到本市一家更有名的 B 医院去做手术，这种情况下，一般来说 B 医院的医生会让患者把在 A 医院做的病理切片借过来，让他们医院的病理科医生再会诊一下，出具一份会诊报告，以防止误诊、漏诊。B 医院的医生会给患者家属开具一张借片单，上面会写上患者姓名、病理号、需要借的切片号、要切几张白片（没有染色的病理切片）等等，患者或者患者家属（患者可以不亲自来）必须带上这张借片单、A 医院的病理报告、身份证和一定的现金（作为借切片的押金，归还切片时会退还押金），到 A 医院的病理科去办理借片手续。借出来的病理切片要用盒子装好，以免互相撞击损坏。病理切片只需要常温保存即可，不需要放冰箱低温保存，也不需要做其他特殊处理。还有一点要记住切片要保存好，不要遗失或损坏。因为每个患者的切片只有一份，遗失或损坏了，只能用蜡块再重新切片了，非常麻烦，而且押金也不会退还了。归还切片时，需要带病理切片（染色片）、押金单及对方医院的会诊报告。切记借出去会诊的切片要在规定的时间内（期限以病理科规定为准）及时地归还至病理科，由病理科放在专用的玻片柜里（图 8-1，⑤、⑥），由专人保管。

您可能好奇：病理切片会一直在病理科保存着么？如果过了几年又要借切片会诊，切片会不会已经被处理掉了呢？不必担心，因为根据相关规定，病理切片、蜡块和阳性涂片的保存期限为 15 年，部分医院根据具体需要甚至会保存 20 年或更久。病理资料具有法律效应，所以，需要病理科按流程妥善保管，患者可以按流程借切片，但是要及时归还，不能自行带走保存。

我们现在再回到会诊这个话题。还有一种会诊就是病人出会诊费，请病人及家属信任的专家到病人做诊断的医院进行会诊，该形式优点就是省去了病人及家属的麻烦，但缺点是：费用贵（需要支付专家的来回路费、住宿饮食费等），时间周期长（因为需要和专家沟通，要在专家有空的情况下才能实现）目前这种会诊基本都不采用了。

通过上述形式，可以将本科室疑难的少见病例给出一个合适的、更接近您疾病真相的病理意见，有时即使进行了以上会诊手段都不能有个肯定的结果或者出现多位专家的意见都不一致的情况，说明这个疾病是目前医学领域还没搞清楚的疾病，需要密切的随诊观察。这在医学界很常见，不是所有的疾病医生都能诊断都能治疗的，目前医学发展还没有达到认识所有的疾病和肿瘤的程度，这点您必须得承认，相信您也会理解。

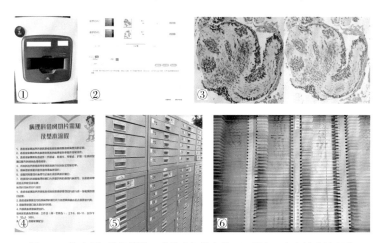

▲ 图 8-1　①病理切片扫描仪；②数字切片上传至云平台，专家给出诊断意见；③数字切片与显微镜下切片效果对比（左图为数字切片，右图为显微镜下效果）；④病理科借阅切片流程（不同医院依科室具体而定）；⑤蜡块存储柜；⑥玻片的储存

第9章

弦外之音：读懂病理报告的玄机

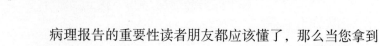

病理报告的重要性读者朋友都应该懂了，那么当您拿到病理报告时，理解那些专业的名词才真正读懂了病理报告。

一、五种类型的病理报告

1. 铁证如山型

病理医生非常肯定的病理诊断类型，如诊断什么癌或什么瘤等。

2. 证据确凿型

病理医生比较肯定，会用结合免疫组化或者临床资料等，提示什么什么癌或什么什么瘤等诊断术语。

3. 证据有欠缺类型

也就是病理医生觉得大概率是，一般会用的诊断术语是倾向什么癌或什么瘤等。

4. 疑似诊断型

就是病理医生怀疑有可能是，一般诊断术语是"不除外什么癌或什么瘤"。

对于第 3 和 4 种情况，需要临床再进行相关检查，综合临床症状和其他影像资料来进行综合判断后才能采取相应的治疗方案。

5. 标本不能诊断型

如组织干涸，细胞严重变性不能做病理诊断，或者送检的组织显微镜下图像不够诊断某种疾病的条件，仅做显微镜下的描述性诊断。

二、非肯定性报告的处理

1. 对于第 3、4 类病理报告，也就是您病理报告里有"考虑、倾向 *** 诊断"时，说明您的疾病病理细胞形态符合所考虑的疾病，但要准确诊断该疾病还需要有临床症状和临床实验室检查结果支持，需要临床医师结合临床症状和其他临床检查来综合判断，此时的病理报告不是一个肯定性的报告，而是一个非常重要的辅助性诊断报告。也就是病理缺少关键性证据。该情况就像警察抓坏蛋一样，所有的证据都指向所怀疑的人了，但不排除特殊情形，所以还需要最关键的证据来排除特殊情况，可不能冤枉一个好人也不能放过一个坏人。如对肺结核的诊断，普通的病理切片中的细胞形态及组织结构是不能做到完全正确的诊断，因为有一种叫鸟分支杆菌感染的肺部病变，病理细胞形态及结构的表现和结核病变的病理表现有时是一样的，而两者的治疗方案却是完全不同的，所以两者的诊断并不完全依靠病理检查，还必须依靠临床症状（如结核的临床症状有夜间盗汗也就是夜间不自觉的出汗，这种出汗与天气温度或其他外界因素无关，出汗量还比较大，可以湿透衣服等；体重减轻、午后低热即下午有 38℃左右的发热等。咳嗽、夜间盗汗、低热、体重减轻是肺结核疾病较为典型的临床症状，有时这种典型症状是不全有或都没有，所以临床有时根据症状来诊断结核是很困难的）和结核相关实验室检查，如肺 CT 检查、痰涂片中找结核杆菌、PPD 皮肤实验、T-spot 检测、病理组织进行 PCR 检测。

PPD：即结核菌素试验，是检查结核菌感染的一项检查，就像做青霉素皮试一样，在你的手腕内侧上方皮下也就是前臂内侧皮下注射一点点结核杆菌的纯蛋白衍化物，通过观察皮肤是否出现红肿、硬结等的反应来判断是否感染结核分支杆菌，如果出现红肿甚至硬结提示为阳性，提示可能感染了结核杆菌。但病变早期或免疫力低下如老弱、艾滋病等会出现假阴性，而注射过卡介苗也就是结核疫苗的可出现假阳性。

T-spot检测：即结核分支杆菌特异性细胞免疫反应检测技术，就是体外定量检测新鲜外周静脉抗凝全血中结核感染后释放的干扰素，判断其是否具有结核分支杆菌特异性的T细胞免疫反应。

PCR检测：全称是聚合酶链式反应，是一种体外扩增技术，也就是能将很少量的细菌、病毒、真菌的DNA或RNA进行体外特殊的扩增复制技术。所以该技术可以用于考古中的古生物DNA的扩增复制进行对比，还可以用于10多年前的凶杀案中凶手遗留下的头发、皮屑、血迹等进行DNA扩增复制、再进行对比破案等。

后两种检测是比较可靠的辅助诊断技术，但目前这两种技术并不是所有医院都可以开展，尤其是PCR实验室要求的硬件设施及人员条件高，一般的三级医院及三级以下医疗机构很难开展。在临床中，常常会遇到有些病理形态完全符合肺结核的诊断，但 PCR 技术检测结果却是肺鸟分支杆菌感染。

所以当看到病理报告上有"考虑什么""倾向什么"的诊断，建议做什么检查或密切结合临床"等病理诊断字眼时，说明病理标本并不能完全准确的诊断你的疾病，一定记得去咨询做病理诊断的医生或做手术的临床医生，并提供详细的疾病症状和检查资料，尤其是曾经做过手术并做过病理诊断的情况。

2. 如果病理报告里出现"异型细胞"而不是证据确凿肯定的恶性或良性细胞，尤其是活检小标本及细胞学标本易于出现这种情况，说明标本里有介于良性和恶性的细胞形态，这种情况可出现在以下几种可能。

(1) 可能疾病就处于这个阶段，有时肿瘤的发展会经过良性细胞—不典型或异型细胞—恶性细胞这样的过程。这时需要密切的随诊观察，如果发现包块突然增大或者症状加重，需要立即进行手术或再活检取材进行病理检查，进一步诊断。

(2) 本次医生取的组织是肿瘤中恰好没有典型恶性细胞的地方，这种情况在临床诊疗活动中非常常见，尤其是在活检组织如宫颈活检、胃肠镜检查活检及各种粗针穿刺组织中均有可能未取到典型的恶性细胞。

为什么会出现这种情况？活检取材其实就是利用微创技术（就是一种对病人伤害及痛苦都是最小的一种技术，也是目前医学发展的趋势），在术前给病人一个诊断，以便更好地对病人进行精准的治疗。临床处理不是只要发现包块就必须手术这么简单粗暴的，因为有些病变是不需要做手术或者是做不了手术的。活检取材就好比你拿个小钳子在苹果表面揪一点苹果皮或带一点皮的苹果肉（图9-1）。

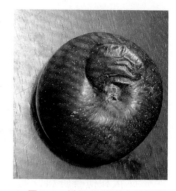

▲ 图9-1　揪取的苹果肉并不是坏的苹果处

你问我，苹果坏了吗？如果你揪了好多块没有坏的苹果肉或者是只是表浅的揪一点苹果皮给我，那我就只能根据你给的东西判断说是好的。

如果你揪的苹果肉里有那么一小块有点变质但并没有变坏的苹果肉，我可能会说，这个苹果有点问题，但问题的严重程度不能判断。此时需要你给我更多坏了的苹果肉才能判断。苹果部分或局部变坏的情况，犹如肿瘤组织也有部分为良性细胞或不典型细胞的部分，如果临床医生只能活检到良性部分或不典型细胞部分，病理诊断就不能代表你疾病的整体情况。

如果整个苹果都坏得非常彻底了（图9-2），你自己肉眼就能判断苹果坏了。医生看到非常明显的恶性肿瘤特征，肉眼就能判断是恶性肿瘤了。此时的恶性肿瘤包块取材就会非常容易，不论医生取到肿瘤的哪个部分，病理都能准确诊断。就如临床医生一眼就能判断肯定是癌，且活检不困难，送检的组织均是癌变的组织，病理诊断就能代表你肿瘤的全部信息。

通过这个比喻大家应该明白了，为什么活检组织有时候不能得到肯定的病理诊断；还有时候，活检组织的病理报告和完整包块切下后的病理报告会不一致，这就是活检组织的局限性。

为了尽量避免这种情况发生，医生取材时会多点、

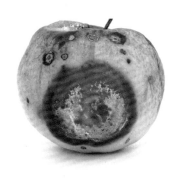

▲ 图 9-2　肿瘤为全部恶性组织构成，如彻底坏了的苹果

不同部位进行多块活检组织取材。但在实际临床操作中，临床医师会受取材部位的特殊性（如肺支气管、胰腺等）及取材用的活检钳大小的影响，病人的耐受、病人生命体征安全指数（人体内取活检时医生要考虑出血、麻醉是否耐受、心肺功能是否耐受等因素）、取材器官的蠕动如胃肠道等各种情况的影响，不是想取多少就能取多少那么简单随便的。医生取材都选择在高度怀疑肿瘤的地方，但肉眼判断难免有误差。

还有一种情况，有的肿瘤表面被正常组织包裹着，真正恶性的组织被包在了里面（图 9-3），肿瘤内有大量的血管，活检钳子是不可能穿到肿瘤里面进行钳夹取材

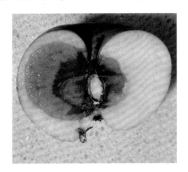

▲ 图 9-3　活检时活检钳不能到达肿瘤的中心也就是真正恶性变的组织，犹如只能取得苹果表皮一样

129

的，以免造成大出血。

以上描述可以看出，医生进行活检取材时是不能百分百保证取到肿瘤最明显的地方或者恶性变的地方。所以活检组织有时只能做到管中窥豹，只见一斑；盲人摸象，只知其一。但大多时候医生都能做到一叶知秋，通过活检组织就能判断肿瘤的性质。

当病理报告有异型细胞而临床又非常怀疑是恶性肿瘤时，病理医生在报告里就会建议再次取活检送病理检查，同时找临床医师商量，综合判断是否需要进行再取材送检或者做进一步检查或者进行诊断性手术切除包块来明确病理诊断。

三、"综合征"提示疾病可能是系统性病变

病理诊断报告里出现"综合征"这三个字，提示疾病可能是系统性病变，也就是除了现在发现的肿瘤外可能还有其他器官也有同样或者是不同类的肿瘤，这种肿瘤一般恶性的居多，所以拿到有"综合征"的病理报告，一定记得找看病的医生或咨询给你发病理报告的病理医生，以便进行下一步的检查，早期发现其他相关疾病，尤其是肿瘤。

四、正确认识特殊带"癌"字的肿瘤

1. 常见于年轻女性甲状腺乳头状癌

癌症类型为经典型且单发，就是一个发展非常缓慢预后非常好的癌，10 年生存率可达到 90% 左右；但如果癌症病

灶较多、结节较大且甲状腺包膜及周围组织被侵犯，淋巴结有转移等情况，预后会差一些（所以早期发现早期治疗非常重要）；如果分型是高侵袭的类型，如鞋钉样型、高细胞型、柱状细胞型，实体型及弥漫硬化型，预后也会差一些。

2. 常见于老年病人皮肤表浅部位的基底细胞癌

皮肤表浅部位的基底细胞癌是预后非常好的肿瘤，更有甚者是在尸体解剖中才发现患有基底细胞癌，可见其预后是非常好的。

所以，拿到病理报告，一定要找手术医生或者病理医生仔细咨询，以获得专业的解答，而不是自己想当然乱理解，耽误病情，或者被某些不那么吓人的肿瘤吓倒了，或者把本是良性的肿瘤理解为恶性的而造成不必要的心里负担。

五、带"母"字的病理诊断大多为恶性肿瘤

视神经母细胞瘤、胶质母细胞瘤等，这类肿瘤的恶性程度都很高，预后都很差，所以，如果病理报告上出现了带"母"字的病理诊断，一定谨记要咨询医生，千万不要理解为良性肿瘤而耽误了及时治疗。

六、正确理解"低分化""高分化"及"低级别""高级别"

病理报告中经常会看到"低分化、高分化、低级别、高级别"，绝大多数人傻傻地分不清，在临床中不仅是患者或家属分不清这几个病理概念，甚至我们大多数的医生和护士

也分不清。

1. 低分化与高分化

细胞分化是指同一来源的细胞逐渐产生出形态结构、功能特征各不相同的细胞类群的过程。其结果是在空间上细胞产生差异，在时间上同一细胞与其从前的状态有所不同。细胞分化的本质是基因组在时间和空间上的选择性表达，通过不同基因表达的开启或关闭，最终产生标志性蛋白质。一般情况下，细胞分化过程是不可逆的，然而，在某些条件下，分化了的细胞也不稳定，其基因表达模式也可以发生可逆性变化，又回到其未分化状态，这一过程称为去分化。

分化必须建立在分裂的基础上，即分化必然伴随着分裂，但分裂的细胞不一定就分化。分化程度越高，分裂能力也就越差，细胞分化的潜能随个体发育进程逐渐"缩窄"，在胚胎发育过程中，细胞逐渐由"全能"到"多能"，最后向"单能"的趋向，是细胞分化的一般规律。

人体的正常组织器官发育就是严格遵守这个规律进行分化的，综上所述的细胞分化概念可以看出，细胞在原始胚胎时期是可以向多个方向分化，其功能不稳定也不完善，逐渐再分裂成具有功能稳定、单一的组织器官，具有稳定完善功能的细胞就是正常的组织细胞，如我们正常的皮肤鳞状上皮细胞，就不具有分裂增殖能力。如果肿瘤细胞具有与正常细胞形态接近，与正常细胞类似，其分化程度高称为高分化，也就是，这类肿瘤的增殖分裂能力（增殖分裂能力可以简单理解为肿瘤繁殖后代的能力）相对要弱一些，肿瘤发展相对要慢一些。反之则为低分化细胞，也就是肿瘤细胞具有很高的增殖分裂能力，肿瘤增长就非常快，对人体的损害就越大。

高分化是指肿瘤细胞分裂增殖能力差，肿瘤发展相对慢，对人体的损害是缓慢的；而低分化是指肿瘤细胞具有很高的分裂增殖能力，肿瘤细胞繁殖快，肿瘤发展快，对人体的破坏性强、快。未分化是指细胞增殖分裂能力更强，肿瘤发展更快，对人体的损害也更强、更快，病人预后更差。可以理解为高分化是细胞形态接近正常的细胞，而低分化或未分化的细胞形态与正常细胞完全不同，尤其是未分化细胞与胚胎里"全能或多能"的原始干细胞接近，因为细胞具有全能的分化能力，就会向各个方向发展，比如原始的脂肪细胞不光分化成脂肪细胞，还能分化成骨细胞、肌肉细胞等异活体细胞；异源性细胞的破坏性更强，对人体的危害更大，所以未分化肿瘤也是预后最差的一类肿瘤，病人的生存期很短。中分化是介于高分化和低分化之间。

简单理解如图所示：原始胚胎细胞——未分化细胞——低分化细胞——中分化细胞——高分化细胞——正常细胞，细胞越往左侧方向走，其分化越低，细胞恶性程度越高，肿瘤发展也越快，对人体的破坏就越强，病人预后也就越差。

2. 低级别与高级别

级别是指肿瘤细胞形态及结构异常的程度，细胞及结构越异常，其细胞分裂及增殖能力就越强，对人体的破坏性就越强。级别可以理解为恶性肿瘤搞破坏的能力，级别越高，破坏能力也就越强。反之，低级别就是对人体破坏的能力低。

总之，病理报告的每个内容都不是无用的，都是病理医生通过思考而得的，必须认真阅读，不清楚的可以咨询医生，以免耽误病情或导致一些严重的后果，造成不必要的遗憾。

第 10 章

小试身手：解读常见
病理报告

本部分的主要内容是介绍几种特殊标本及其病理报告的简单解读，主要包括甲状腺结节及甲状腺细针穿刺细胞病理学报告、淋巴结及其穿刺的病理报告、骨髓及其穿刺病理报告、宫颈癌及其筛查病理报告等。

一、甲状腺结节及其细针穿刺细胞病理报告

1. 甲状腺结节

正常甲状腺位于颈前区的中下部，紧贴于气管的前方，形状就像一只展开翅膀的蝴蝶，充满着活力（图10-1）。

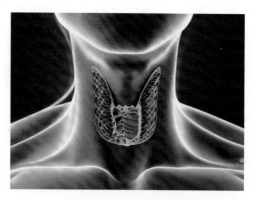

▲ 图 10-1　如蝴蝶状的甲状腺

甲状腺是人体非常重要的一个器官，正如它充满活力的蝴蝶形状一样，在人体的生长发育、日常生活中肩负着重要的功能。它能够合成、贮存、分泌甲状腺素，负责调节物质代谢和能量代谢（维持人体的新陈代谢），促进糖类、脂肪、

蛋白质的分解，提供每日机体需要的能量，并促进人体的生长发育。

当甲状腺功能发生异常（亢进或降低），将引起一系列的病理生理变化，通俗来说，甲状腺功能如果亢进，将会表现出甲状腺的肿大（脖子粗）、怕热、多汗、心慌、多食、易怒等，还有部分病人出现手抖、腹泻、女性月经稀少甚至不孕等；而甲状腺功能如果降低，则主要表现为怕冷、易疲劳、提不起精神、食欲差、嗜睡、心率下降等。

甲状腺结节是指健康的甲状腺组织内，甲状腺细胞在局部异常生长，所引起的局部病变。不同类型的甲状腺结节，可能会引起不同程度的甲状腺功能异常，也有很大一部分结节，并不会引起甲状腺功能的异常，在正常生活中，可能没有任何症状，只在健康体检做颈部超声检查时才发现。

甲状腺结节很常见，正常人群中有 3%～7% 的人能够通过触摸检查发现结节的存在，而通过高分辨率超声能发现高达 20%～76% 的人群有甲状腺结节。其中，5%～15% 的甲状腺结节为恶性，也就是甲状腺癌。

国内外的相关研究指出，甲状腺良性结节和恶性结节，它们具有不同的分子特征，遗传分子路径也大为不同，提示良性结节和恶性结节具有独立的起源。

(1) 单纯性甲状腺肿：这是甲状腺结节最常见的类型。患病周期一般较长，生活中可以没有不舒服的症状，往往会在不知不觉中渐渐长大。大多数呈多结节性甲状腺肿，少数为单发的结节。大部分结节为胶质性，软软的，部分结节可以因为出血、坏死而形成囊肿。有一部分结节在长时间的生长中，会出现纤维化或钙化，甚至骨化，从而质地变得相对较硬。

(2) 甲状腺腺瘤：可能出现一个或多个，有时会与单纯性甲状腺肿同时出现或者单独出现。腺瘤一般呈圆形或椭圆形，直径常在 3cm 内，质地常常比周围正常的甲状腺组织硬，按压没有疼痛感。在做核素扫描时，能够显示结节摄入 ^{131} 碘功能为正常、增加或减低，从而表现为正常功能结节、高功能结节或低功能结节，高功能结节可能引起甲状腺功能亢进的表现。

(3) 甲状腺囊肿：囊肿内含有血液或清澈液体，或者胶质，与周围甲状腺组织分界清楚，因为充满囊液，质地相对较软，通常按压不痛。囊肿一般没有摄入 ^{131} 碘功能，因此在核素扫描上表现为"冷结节"。B 超能够很好地诊断这类结节。有一种特殊类型的甲状腺囊肿，是因为腺体内突发的出血，往往在用力打喷嚏、剧烈活动等情况下，颈部突然出现局部肿起来，伴有明显的疼痛感，触摸甲状腺能够摸到像囊肿一样的肿块。

(4) 亚急性甲状腺炎引起的结节：亚急性甲状腺炎也会引起甲状腺结节，甚至在 B 超观察时呈现出一些恶性的形态特征，需要做细致的鉴别。一般情况下，亚急性甲状腺炎都会有一些前驱症状，比如说先有咽喉部的感染、疼痛、发烧，随后再出现甲状腺部位的疼痛和压痛等表现。这类结节在药物治疗后，可以完全消失或大部分消失，并不需要进一步的干预。

(5) 恶性甲状腺结节：恶性结节病因并不明确。目前医疗界公认的甲状腺恶性结节的危险因素主要有：童年时期头颈部放射线暴露史、全身放射治疗史、一级亲属有甲状腺癌家族史以及有甲状腺癌相关的遗传综合征家族史或个人史（如家族性腺瘤性息肉病、多发性内分泌腺瘤病等）。

2. 判断结节的良恶性

目前，临床上有多种方法，能够间接或直接的帮助判断结节是良性或者恶性，通常外科医生会选择以下两个应用最为广泛的技术。

(1) B 超：目前的高分辨率超声，方便快捷，没有放射性，是评估甲状腺结节最重要的影像学检查手段，对已知的甲状腺结节或怀疑甲状腺结节，均首选 B 超检查。重点关注 B 超报告单上的 "C-TIRADS 分类"。

1 类、2 类的结节：恶性可能性为 0，定期复查就可以了。3 类的结节：恶性可能性 < 2%，定期复查也没有问题。

4 类的结节：分为 4a（恶性可能性 2%～10%）、4b（恶性可能性 10%～50%）、4c（恶性可能性 50%～90%）。这类结节，就要结合不同的情况，进一步做干预。

5 类的结节：恶性可能性 > 90%，需要尽早干预。

(2) 超声引导下的细针穿刺细胞学（FNAC）检查：在 B 超引导下，用一根很细的针，抽取很微量的结节组织，做病理检查，大多数情况下能够明确结节的性质。其优势在于全程用很细的针（如 5ml 注射器上的针或更细的针），在超声引导准确定位下，在很短的时间内完成甲状腺结节的穿刺吸取细胞进行病理检查，该技术能够帮助医生在结节手术前明确结节的良、恶性。对于上文提到的 3 类、4 类、5 类结节，我们推荐以下几种情况要做 FNAC：

①3 类的结节，最大径≥2cm。

②4a 类的结节，最大径≥1.5cm。

③4b～5 类的结节，最大径≥1cm。

④定期观察的甲状腺结节，实性体积增大 50% 以上，或至少两个方向生长超过 20%（且最大径＞0.2cm）。

⑤最大径＜1cm 的 4b 至 5 类结节，如果存在临床医生高度怀疑恶性的其他因素，也需要 FNAC 检查。

对于结节，不管良性还是恶性，都不用谈之色变，不用有心理负担，大多数的良性结节，都可以长期观察，除非出现结节巨大压迫气管等情况，需要手术。当然，当今社会高速发展，人们对于美的追求和生活质量的追求越来越高，有些人如果觉得结节的存在，有着心理压力，也觉得难看，这种情况下，可以考虑消融治疗，不用开刀，也很方便快捷。而对于恶性的结节，一旦 FNAC 穿刺明确，那就需要配合医生的建议，尽早外科治疗，以期早治疗、早康复。

3. 甲状腺结节细针穿刺细胞学（FNAC）检查

(1) 甲状腺结节细针穿刺细胞学检查是什么：甲状腺结节细针穿刺细胞学是在超声引导下进行准确定位后，将穿刺针准确的穿到结节内，然后回拉注射器针栓，对结节进行反复的提插，利用针尖进行结节的切割，因针尖较细，只能切割到细胞，负压吸引作用将细胞抽吸到注射器里，然后将抽到的细胞涂到病理玻片上或放入液基保存瓶里，送到病理科进行病理诊断。FNAC 属于微创技术，创伤小（仅有一个很小的针眼），病人忍受轻的痛苦（感觉和检验科抽血一样，所以一般都不需要打麻醉的，肺及胰腺等深部器官包块的穿刺除外）就能获得准确的术前诊断。

(2) 细针穿刺细胞学检查还能检查哪些部位：细针穿刺细胞学检查不只是在甲状腺结节中应用，它广泛被应用浅表肿大淋巴结、乳腺包块、口腔、舌头、皮肤表面或皮下包块的穿刺。如果包块大，徒手就可以触摸到，可以直接触摸穿刺，如包块小，不能触摸到以及身体深部器官包块如肝脏包块，则需要在 B 超引导下进行穿刺；而肺部包块需要在 CT 引导下穿刺，如图 10-2 至图 10-7。

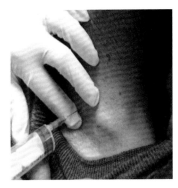
▲ 图 10-2　淋巴结穿刺

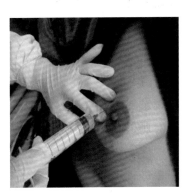
▲ 图 10-3　乳腺穿刺

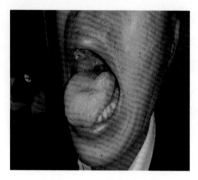

▲ 图10-4　舌头包块穿刺

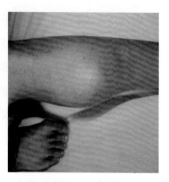

▲ 图10-5　小腿包块穿刺

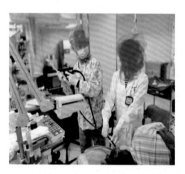

▲ 图10-6　超声内镜下胰腺包块的穿刺

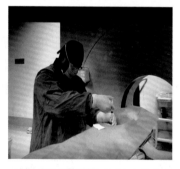

▲ 图10-7　CT引导下肺部包块穿刺

（3）细针穿刺细胞学检查如何克服取材不足问题：对于超声发现的甲状腺小结节（尤其是小于1cm的结节）进行精准穿刺，因其创伤小、疼痛轻而被广泛用于甲状腺结节的诊断。技术操作有2种模式：一种是由超声科医生一个人一只手进行超声探头操作，另一只手进行穿刺，这种模式的优点是单人单干，操作自由，缺点是不能保证足够的标本细胞量，有可能导致不能病理诊断。另一种模式是超声科医生进行定位，病理科医生进行穿刺（图 10-8）。

笔者所在的上海市松江中心医院采取的就是这种双人合作模式，这种模式的优点是病理科医生可以近距离接触病人，对病人的临床症状、结节情况（结节的超

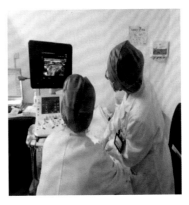

▲ 图 10-8 超声定位，病理医生穿刺

声图像、结节的大小、结节的数量等）可做详细的了解，还可直观地感受穿刺时的手感（也就是穿刺时对结节的软硬度的感受），这些情况在病理诊断时是有一定辅助作用的。另一个突出的优点是，病理科医生现场进行涂片，快速染色观察穿刺细胞量是否满足诊断，对于细胞量不能满足病理诊断时，可以再进行穿刺，保证了穿刺的成功率，也就保证了后续的准确病理诊断。

(4) 甲状腺结节 FNAC 检查前的注意事项

① 穿刺前要进行血常规、凝血功能的检查，只有凝血功能正常的情况下进行穿刺才能避免穿刺中和穿刺后出血，因为甲状腺有非常丰富的血管。有的医院还要求进行梅毒、乙肝等血五项的检测，不同的医院有不同的要求，具体要求需要咨询开单医生。

② 检查前一天可以洗个澡，保存轻松心态，不用紧张，

前面已经描述了，就跟打针一样轻微的有点疼痛，大多数人是能忍受的。你可能会很害怕在"脖子上穿，会不会穿到气管、血管呀？"其实这个问题你大可放心，在超声引导下，我们的穿刺针到哪儿超声都能看到，超声随时能探测到针的位置，相当于可视条件下进行穿刺，是绝对要避开气管、血管，绝对会保证你安全的。

③ 检查前不要感冒咳嗽，饮食清淡一些，不要引起激烈的咳嗽，如果感冒咳嗽，尽量等感冒咳嗽好了再进行穿刺。同时，女性要避开月经期。

④ 穿刺当天，最好不要佩戴项链等颈部饰品，穿无领宽松的深色衣服（避免黄色消毒碘弄花你漂亮的衣服），因为穿刺时需要充分暴露颈部。

(5) 甲状腺结节细针穿刺检查后注意事项

① 穿刺后要用一定力度持续按压穿刺点，不能压一下就放开，一般需持续按压不少于 15 分钟，防止术后出血。最好就在穿刺的诊室门口休息按压，一般持续按压 15～30 分钟后，还需要在超声下再看一下，确定没有出血了，才能离开。如果穿刺当天有穿刺处肿大疼痛、呼吸不畅等压迫症状，一定要及时到医院进行处理，这种情况发生率非常非常的低，但一旦发生需要立即处理的。

② 穿刺当天可以洗澡，但不能搓揉针眼。同时饮食清淡，以免引起激烈咳嗽或者情绪激动如吵架而导致出血。

③ 最后就是一定记得按照约定时间到病理科取病理报告或者网上查看病理报告，拿到报告后请咨询临床医师。

(6) 甲状腺细针穿刺检查当天可正常上班：甲状腺细针穿刺检查对正常生活没有太大的影响，就和抽血打针后一样，可以正常上班。

4. 正确理解甲状腺结节细针穿刺细胞病理报告

目前甲状腺结节细针穿刺细胞病理报告形式主要有两种。

（1）目前大多数医院甲状腺结节细针穿刺细胞病理报告系统主要是采用 2018 版的 Bethesda 报告系统，也就是美国甲状腺细胞病理学报告系统，英文缩写 TBSRTC，该系统由美国国立癌症研究所组织编写，并于 2009 年正式发表，因编委会在美国 Bethesda 召开，而得名，其主要内容分为 I 级～VI 级，恶性程度逐级增高。

I 级（图 10-9）：不满意标本，也就是没有细胞或细胞数量太少，不能诊断。恶性风险是 5%～10%，也就是说这类诊断中可能有 5%～10% 的是恶性病变被漏掉。建议重新穿刺。

II 级（图 10-10）：良性。包括炎症，如亚甲炎、桥本甲状腺炎等；符合良性滤泡结节也就是原来的结节性甲状腺肿等病变。恶性风险是 0%～3%，建议定期随访。

III 级（图 10-11）：意义不明的非典型细胞或滤泡性病变，恶性风险是 5%～10%。建议重复穿刺或者分子病理检测，分子病理主要是检测 Brafv600E 基因突变。

IV 级（图 10-12）：滤泡性肿瘤 / 可疑滤泡性肿瘤，恶性风险是 25%～40%。建议进行分子检测或者直接进行手术切除。因为滤泡性肿瘤包括了从良性、交界性到恶性跨度较大的肿瘤谱系，而良性、交界性、恶性肿瘤的确诊不是看细胞

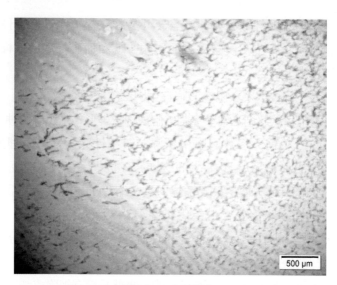

▲ 图 10-9　血性标本，无细胞标本（HE，×10 倍）

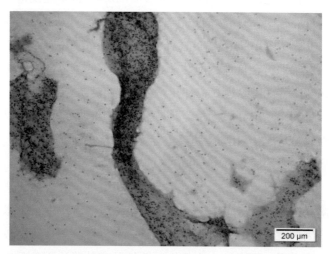

▲ 图 10-10　见胶质及无异型的甲状腺滤泡上皮细胞（HE，×10 倍）

形态,（而细针穿刺细胞只能观察到细胞形态）而是要观察肿瘤对包膜、血管及周围甲状腺组织的侵犯情况来判断的，所以必须手术后将完整包块及部分周围甲状腺组织送到病理科进行多切面书页状切开全部取材制作成蜡块及病理切片，仔细辨认和判断，才能确定肿瘤的性质。

Ⅴ级（图 10-13）：可疑恶性。包括可疑甲状腺乳头状癌、可疑甲状腺髓样癌、可疑转移性癌、可疑淋巴瘤等，也就是高度怀疑有问题。恶性风险是 50%～75%。建议进行手术治疗。

Ⅵ级（图 10-14）：恶性肿瘤。包括甲状腺乳头状癌、低分化癌、髓样癌、未分化癌、鳞状细胞癌、间叶性肉瘤等恶性肿瘤等。恶性风险是 94%～96%。建议手术治疗。

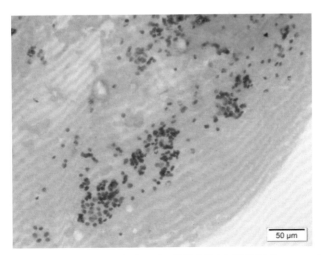

50 μm

▲ 图 10-11 细胞不典型性，但未见明显的乳头状癌细胞特征（**HE，×40 倍**）

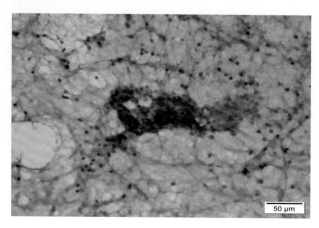

▲ 图 10-12　见较多微滤泡结构，可疑滤泡性肿瘤（HE，×40 倍）

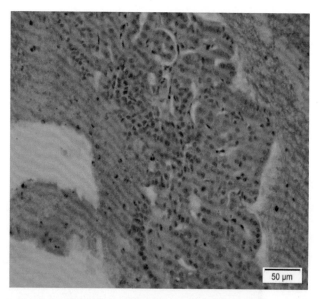

▲ 图 10-13　乳头状结构，细胞异型，可疑乳头状癌（HE，×40 倍）

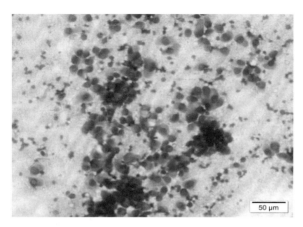

▲ 图 10-14　细胞大小不一，有异型，见核内包涵体（瑞特染色，×40 倍）

病理诊断报告里的 Bethesda 分级具有一定的主观性，国内各家医院的及同医院的病理医生之间都有一定的差异性，所以同一份标本，不同的病理医生可能会存在很大的差异，尤其在Ⅲ级、Ⅳ级、Ⅴ级不确定分级中，不同病理医生的重复性会很差，所以，对于不确定的分级病理诊断，一定要咨询甲状腺专科医生。

(2) 有的医院不采用 Bethesda 报告系统，而是进行描述直接诊断。①不能诊断的穿刺涂片及穿刺标本的诊断术语：因未见可诊断细胞成分或标本干涸（也就是穿刺涂片暴露在空气中太久了，细胞变性），不能进行诊断，建议再穿刺送检。②细胞良性的标本诊断术语是：镜下甲状腺滤泡上皮细胞形态未见异性，考虑滤泡结节性增生；如背景中见大量淋巴细胞可考虑桥本甲状腺炎；见多核巨细胞，结合临床可考虑亚甲炎等诊断；建议临床随诊观察。③见到异性细胞的诊断术语：a. 细胞形态学证据充足，也就是铁证如山，病理医生非常肯定，其诊断会是"×癌"，最多见的是乳头状癌；b. 细胞学形态比较典型，证据确凿，病理医生的态度还是比较肯定，诊断术语可能是"提示×癌"等，如提示乳头状癌等；c. 细胞形态证据有欠缺，要肯定的条件还是有所欠缺，如典型恶性细胞的量或结构有欠缺，也就是证据不足，诊断医生的态度是觉得这份标本大概率是癌，诊断术语可能是"倾向…癌"，如倾向乳头状癌等；d. 就是细胞形态有异型，但要诊断癌，证据非常不足，病理医生的态度是怀疑，有一定的恶性概率，诊断术语可能是"×癌不除外"，如"乳头状癌不除外"等。

最后需要重点强调的是：因细针穿刺取得的细胞样本有限，细胞数量有限，穿刺细胞也就是一个抽样检测，犹如管中窥豹，即使穿刺报告报了"癌"，最终你的甲状腺结节的性质，还是要以手术后结节大体标本送到病理科进行组织病理诊断为主，因为组织病理诊断是细胞病理诊断的"金标准"。这点认识不仅存在于甲状腺结节穿刺中，在其他包块的细针或粗针穿刺中都是适用的。

二、淋巴结活检及其粗针穿刺病理报告

1. 认识淋巴系统

淋巴系统由淋巴细胞、淋巴管、淋巴结、淋巴器官共同组成。淋巴液是一种无色的液体，内含各种类型的淋巴细

胞；淋巴液流淌在淋巴管中，淋巴管的结构与血管相似，呈网状分布于全身；淋巴结是淋巴管穿行途中淋巴细胞聚集的地方。此外产生淋巴细胞的器官被我们称为淋巴器官，成人主要的淋巴器官包括脾、扁桃体、胸腺等。

淋巴系统的主要功能包括运输淋巴液、发挥免疫功能。体内细胞每日新陈代谢，会产生一定的代谢垃圾，淋巴系统会主动吸纳这些代谢垃圾，帮助静脉系统一起，运送并清除这些垃圾。

淋巴细胞是一种白细胞，构成我们身体的防护系统，能抵御外来入侵的细菌、病毒，也能监视并消灭体内的肿瘤细胞。淋巴细胞分为 T 细胞和 B 细胞两种类型。T 细胞主要由胸腺产生，负责直接杀伤外来侵袭的细菌、病毒；B 细胞的主要功能是产生抗体，就像士兵手中的武器，可以抵御外界的侵略。它们相互配合，共同起到防止病原体扩散，保护身体的作用。

脾是人体内最大的淋巴器官，还能充当"人体血库"，储存多余的血液。因此，临床中因各种原因切除脾的患者，免疫功能都会受到不同程度的影响。

淋巴结是结构最完备的免疫器官，广泛分布于全身非黏膜部位的淋巴通道汇集处，人体组织或器官的淋巴液均引流至局部淋巴结。

淋巴结长什么样呢？如果把免疫系统比作万里长城的话，那么淋巴结就是其中的烽火台，发生感染和肿瘤时，这些免疫长城上的"烽火台"发出信号。当细菌、病毒或肿瘤细胞通过淋巴结时，淋巴结内的淋巴细胞就会迅速武装自己，同时通知其他"小伙伴"前来帮忙。这个过程也是淋巴细胞增殖、活化的过程。而这些浅表淋巴结在我们体表发生的变化就成为了报警信号，常见的异常包括淋巴结肿大、疼痛、变硬、破溃、触痛等。

炎症导致的淋巴结肿大，在炎症消失后可以基本恢复正常。但肿瘤导致淋巴结肿大就不那么友好了，它们时常无疼痛，但很可能伴有发热、消瘦、盗汗等全身表现。肿瘤导致的淋巴结肿大包括原发于淋巴系统的恶性肿瘤，如淋巴瘤、淋巴细胞白血病；还包括其他肿瘤导致的淋巴结转移，如胃癌、肝癌转移可导致锁骨上淋巴结肿大，鼻咽癌导致颈部淋巴结肿大等。

同时给大家提供一个及早发现淋巴结肿大的小技巧：我们平时可以触摸自己的下巴、颈部、锁骨上窝、腋窝或者大腿内侧等浅表淋巴结所在部位。如果这些免疫长城上的"烽火台"变大了，我们就要警惕了。但是不建议大家们摸到浅表淋巴结后就百度搜索，捕风捉影地对号入座，想当然的认为自己得了不好的疾病。应该及时去看医生，医生会详细询问病史和相关症状史，并查体，针对性地开出辅助检查。有些特殊的淋巴结肿大，可能还需要做淋巴结穿刺或者活检，经过病理医生的详细分析才能给出最终确诊结果。

2. 保护淋巴系统

淋巴系统出现问题，会让我们的免疫力低下，往往表现为容易生病、易疲惫、胃肠功能不佳等。保护好我们身体的淋巴系统，需要我们养成良好的生活习惯，保持身心健康。

饮食方面建议大家多摄入优质蛋白。常说的优质蛋白包括奶制品、鸡蛋、豆制品、瘦肉、鱼、虾等。每日适当食用红肉，可补充铁、锌等微量元素；蔬菜和水果，可补充维生素。

不要做夜猫子。保证充分的高质量睡眠，能调节并提高免疫力。适当运动。医学界普遍认为锻炼身体能帮助机体免疫系统更好地发挥作用。研究发现，规律锻炼，能够维持人体内淋巴细胞数量，提高其对病原体及肿瘤细胞的识别能力。此外，运动使肌肉不断收缩，通过它们的挤压作用提高淋巴液的回流速度。建议定期进行中强度的有氧运动，如快走、慢跑等。

情绪与疾病的发生及其康复密切相关。保持心情愉快，放松心态对于调节机体的免疫力也非常重要。尤其目前生活节奏快，年轻人也要注意给自己适当减压。

3. 了解淋巴瘤

(1) 淋巴瘤：顾名思义，就是一组起源于淋巴结或其他淋巴组织的造血系统恶性肿瘤。其不同于传统意义上的肿瘤分为良性或者恶性，淋巴瘤一经确诊即为恶性。主要分为霍奇金淋巴瘤（占全部恶性淋巴瘤 6%~7%）和非霍奇金淋巴瘤（占全部恶性淋巴瘤 93%~94%）两大类。

(2) 淋巴瘤常见的病因：淋巴瘤发病原因以病毒感染和免疫因素为主，尤其是中青年患者中发病率出现升高。另外与其他多因素有关，如环境污染，生活、工作压力增大等，如通风不良环境，长期处于电磁辐射、手机辐射之中，饮食、作息不规律，染发或使用非环保的装修材料等，都易导致免疫力下降（图 10-15）。

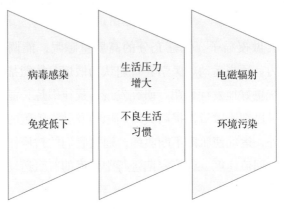

病毒感染

免疫低下

生活压力增大

不良生活习惯

电磁辐射

环境污染

▲ 图 10-15　淋巴瘤常见的病因

(3) 淋巴瘤常见症状：无痛性、进行性淋巴结肿大是最常见的，也可累及扁桃体、肝、脾、骨髓等。除了毛发，指甲和牙齿，身体的其他部位都可能累及，引起不同的症状。

(4) 诊断淋巴瘤：病理学检查是诊断淋巴瘤的金标准。临床医生会选取较大的淋巴结，行粗针穿刺或者完整地从体内取出，行组织病理学检查，才能最终确诊。

(5) 淋巴瘤的误诊现状：曾经淋巴瘤患者面临"三座大山"：①"易误诊"：超 50% 的淋巴瘤病人曾被误诊，被误诊的病人有 60% 经过多家医院就诊才确诊具体类型。②"活不久"：中国淋巴瘤患者 5 年生存率仅为 38.4%。③"负担重"：75% 的淋巴瘤患者认为治疗费用对家庭经济负担产生中度甚至重度影响。但是，随着现在精准医学的迅速发展，我国血液肿瘤已进入分子检测新时代，靶向和免疫治疗的新药层出不穷，淋巴瘤的 5 年生存率明显改善和提高。对于不同类型淋巴瘤的治疗策略不完全相同。医生会按淋巴瘤的细胞起源、分型、分期、恶性程度、治疗靶点的不同，制订治疗方案。

4. 淋巴瘤的病理报告

淋巴瘤主要分为霍奇金淋巴瘤（Hodgkin's lymphoma，HL）及非霍奇金淋巴瘤（non-Hodgkin's lymphoma，NHL）。霍奇金淋巴瘤的特征是 Reed-Sternberg（R-S）细胞的存在，这些细胞是已成为恶性的 B 细胞，体积大，有多个细胞核。该疾病的第一个征兆通常是淋巴结肿大。而非霍奇金淋巴瘤，可以源自 B 细胞或者 T 细胞，并且可在淋巴结及其他器官中发生。

(1) 霍奇金淋巴瘤（HL）：HL 是一种独特的淋巴系统恶性肿瘤。病理表现主要是在炎症细胞背景中出现异型大细胞，根据肿瘤细胞的形态，大致分为 6 种：①经典型 R-S 细胞；②霍奇金细胞；③多核瘤巨细胞（间变性 R-S 细胞）；④陷窝细胞；⑤淋巴组织细胞变型：也称"爆米花"细胞；⑥木乃伊细胞：即"干尸细胞"，为退化或凋亡 R-S 细胞。

(2) 非霍奇金淋巴瘤（NHL）：NHL 是一组具有不同组织学特点和起病部位的淋巴瘤，主要分为 B 细胞起源、T 细胞起源和 NK 细胞起源，不同类型的淋巴瘤，预后则不相同。

三、骨髓及其穿刺相关病理报告

骨髓穿刺相关知识

骨髓（bone?marrow）是充填于骨髓腔内的柔软、海绵样的物质，称为间充质组织，是制造血细胞的工厂，同时也是全身免疫系统的中心。骨髓内含有丰富的造血干细胞、造血祖细胞、各种不同类型和处于不同分化阶段的造血细胞和免疫细胞。干细胞会逐渐分化为白细胞（抗感染作用的细胞）、红细胞（具有携带氧气能力的细胞）以及血小板（具有止血功能）。

1. 骨髓穿刺术

骨髓穿刺术，是采集骨髓液的一种常用诊断技术（图 10-16）。临床上常通过骨髓穿刺抽取骨髓液进行血细胞形态学检查，也可用于造血干细胞培养、细胞遗传学分析及病原生物学检查等，以协助临床诊断、观察疗效和判断预后等，对血液系统疾病的诊断和鉴别诊断有重要的意义。

(1) 需要骨髓穿刺的情况：①不明原因的红细胞、白细胞、血小板数量增多或减少及形态学异常；②不明原因发热的诊断与鉴别诊断；③某些寄生虫病，如疟疾、黑热病等；④不明原因的肝、脾、淋巴结肿大；⑤各种血液病的诊断、鉴别诊断及治疗随访；⑥骨髓干细胞培养或骨髓移植等。

(2) 慎重做骨髓穿刺的情况：血友病患者、严重凝血功能障碍、穿刺部位有炎症或者明显畸形、妊娠晚期的孕妇慎重

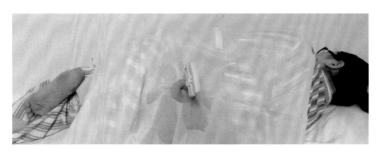

▲ 图 10–16　临床骨髓穿刺图片

做骨髓穿刺。

(3) 骨髓穿刺的部位：很多患者将骨髓穿刺误认为是"抽脊髓"，即腰椎穿刺，误以为操作会引起截瘫，损伤大脑。实际上骨髓穿刺的部位多选择在髋骨的髂前上棘、髂后上棘。因为这两个部位一般无重大血管和神经通过，所以不会造成严重损害，穿刺时部分病人会有酸胀、酸痛的感觉，对身体的感觉、活动都不会有太大的影响。

(4) 穿刺前能吃东西：医生建议患者骨髓穿刺前吃点东西，不要空腹，以免术中发生低血糖等不良反应。

(5) 骨髓穿刺患者感觉：感觉因人而异，有的人说不疼，也有的人说很疼。由于骨头表面的骨膜有丰富的痛觉神经，穿刺针刺破骨面时，患者会产生疼痛感，因此在做检查前，需要局部注射麻醉药物，减轻或消除穿刺针刺激骨膜引起的疼痛，通常我们所用的骨面麻醉足够顺利地完成一次骨穿。对于极少数患者，医生在抽取骨髓液时还可能引起瞬间、短暂的酸痛感。有些患者骨穿后 3 天仍感到局部轻度疼痛，这属于正常现象，不必过于担心。

(6) 骨穿不会伤元气：有些人会觉得骨髓穿刺是抽取骨髓精华，会大伤元气。这其实是一种误解。成年人骨髓总重1600～3700克，平均为2800克左右，而骨穿抽取量仅仅有0.2～0.3g，约千分之一或万分之一。而且骨髓和头发一样，再生能力很强，很快就会恢复正常，因此对身体健康几乎没有损伤，也不用担心被抽取骨髓液或者取骨髓活检组织后会造不出血。

(7) 骨髓穿刺术后需要注意：骨髓穿刺后，操作医生会将穿刺点用无菌敷料覆盖。此时患者家属可以辅助患者进行15分钟左右的创面压迫，如无渗血即可正常活动。穿刺部位需要注意保持干燥卫生，穿刺后3天内穿刺部位不宜清洗（包括淋浴），以避免局部感染。3天后即可取下敷贴，1周左右穿刺部位瘢痕可自愈。

2. 骨髓穿刺病理报告

骨髓穿刺的标本经过固定，脱钙后制成骨髓切片，对切片的病理诊断，是需要经过专门培训过的专业病理医生才能进行诊断，因为骨髓标本和其他常规病理诊断思路不同。

正常骨髓内含有丰富的造血干细胞、造血祖细胞、各种不同类型和处于不同分化阶段的造血细胞和免疫细胞。此外，骨髓内还有间充质干细胞、骨内膜细胞、血管内皮细胞以及各类细胞因子和黏附分子等构成支持造血干细胞分化发育的微环境。

骨髓病理诊断主要是依据对骨髓内正常细胞的数量、各系细胞比例、细胞异型程度、骨髓里纤维增生的程度及有无其他异型细胞成分或炎症细胞等进行综合分析，同时必须进行相关的免疫组化及特殊染色，必要时需要分子病理检查，结合临床症状及特征及其他检查资料综合分析判断。如粒细胞性白血病就是骨髓内粒细胞增多成熟障碍等导致的一系列临床表现如不能对抗细菌、病毒及寄生虫的感染。

因骨髓穿刺病理报告专业性比较强，必须由专业的血液病医生结合临床进行专业的解读，不能自己理解导致不必要的误解。

四、宫颈癌筛查的 TCT 病理报告

1. 宫颈癌筛查

宫颈癌是常见的、严重威胁女性健康的恶性肿瘤。发病率在我国女性恶性肿瘤中居第 2 位，位于乳腺癌之后。但宫颈癌也是唯一病因明确可以预防的癌症。

目前已经明确高危型人乳头瘤病毒（HPV）持续感染是宫颈癌及癌前病变发生的必要因素，即宫颈发生癌变的过程中，HPV 感染是最为关键的环节。HPV 是一种易感染人体表皮和黏膜鳞状上皮的病毒，根据致瘤性的不同可分为高危型和低危型。高危型 HPV 病毒与宫颈癌相关，其中致瘤性最强的是 HPV16、HPV18 型，几乎导致了 70% 多的宫颈癌。

规范子宫颈癌筛查，发现异常者及时处理，是避免病变进一步进展、降低子宫颈癌发生率的关键。目前子宫颈癌筛查方法比较成熟，在我国大部分地区均可以采用子宫颈脱

落细胞学检查和人乳头状瘤病毒（HPV）检测，筛查结果异常人群进一步处理和长期管理是子宫颈癌防治最重要的环节（图10-17）。

(1)宫颈癌筛查前的注意事项：①建议在月经结束后3～7天再做筛查，可以避免经血、宫颈黏液等干扰因素。②筛查前一天不要进行阴道冲洗或者阴道用药；③宫颈癌筛查无需空腹，不过前3天要禁止性生活；④若有阴道不规则流血、同房后出血、白带异常等症状，应前往医院妇科就诊，在专科医生的指导下进一步检查。

(2)临床TCT和HPV检测结果的临床处理：目前我国宫颈癌初筛方法有三种，包括以HPV检测（分型或不分型）作为初筛；以细胞学（传统巴氏涂片或液基细胞学）作为初筛；HPV联合细胞学作为初筛。初筛异常的患者需要在妇科医生

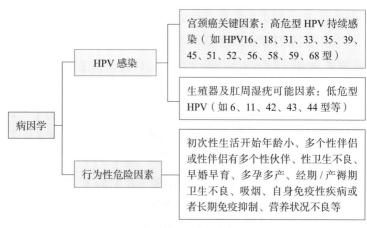

▲ 图10-17　宫颈癌病因

的指导下做进一步检查以明确诊断。目前我国大部分地区常用的诊断检查方法如图 10-18。

宫颈癌不同筛查方式结果异常的进一步处理流程如下（图 10-19 至图 10-21），具体还请在妇科医生的指导下进行。

在子宫颈癌筛查结果异常的处理中要遵循规范化的原则，目的是最大限度地避免漏诊和处理过度的问题。

2. 宫颈细胞学检查的病理报告解读

宫颈液基细胞学如 TCT 检查和 HPV 检查是宫颈癌筛查

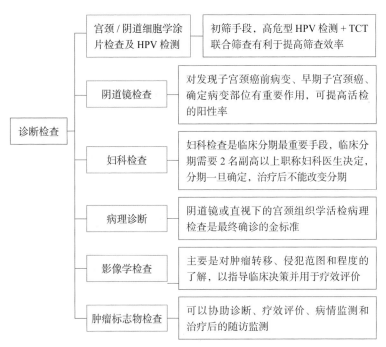

▲ 图 10-18　宫颈癌的诊断检查

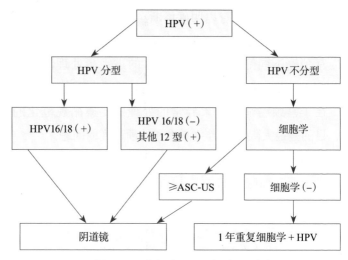

▲ 图 10-19　高危型 HPV 阳性的处理流程

的重要手段。大多数宫颈癌是由高危型 HPV 持续感染导致，HPV 检查可以了解患者是否存在 HPV 感染，以及所感染的 HPV 类型。但是，HPV 检查无法判断患者目前是否存在宫颈癌或癌前病变。宫颈 TCT 检查是宫颈膜式液基细胞学检查，是宫颈细胞学检查中的一种，也是目前国内外广泛使用的一种宫颈细胞检查法，指的是一种病理技术操作方法。妇产科医生采集患者宫颈的脱落细胞送到病理科，病理科医生通过显微镜观察送检的宫颈脱落细胞的形态变化，判断患者是否存在宫颈癌及癌前病变。

　　由于患有早期宫颈癌及癌前病变的患者没有特殊不适症状，所以患者不能够发现自己已经患病，只有通过宫颈细胞

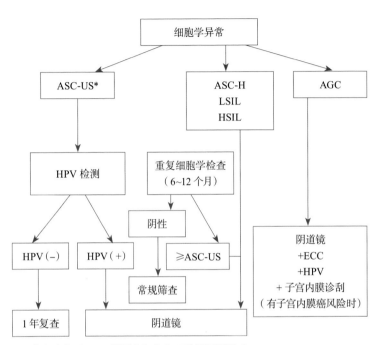

*. 不能行高危型 HPV 检测或分型时，可行阴道镜检查

▲ 图 10-20 宫颈细胞学异常的处理流程

学检查才能初步检查出病变。

宫颈癌有较长的癌前病变期，从癌前病变进展到浸润癌通常需要 9~20 年的时间。在癌前病变期，得到及时治疗，就可以预防宫颈癌的发生。实践证明，在过去 100 年里，美国和其他发达国家通过宫颈细胞学检查，使子宫颈浸润癌的发生率下降了 70%～90%。

最初的宫颈细胞学检查是宫颈巴氏涂片检查：也就是妇

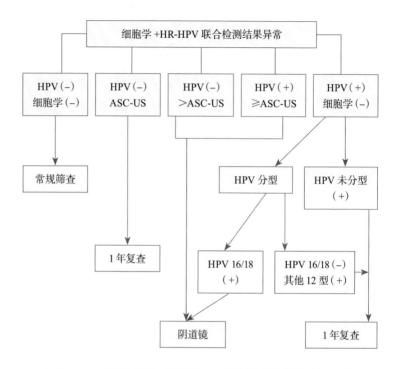

▲ 图 10-21　宫颈细胞学 + 高危型 HPV 联合检测结果异常的处理流程

科医生用宫颈刮板在宫颈上刮取细胞，将刮取到的细胞直接涂片到病理玻片上，也称为宫颈刮片检查。巴氏涂片具有细胞重叠，导致无法分辨，以及细胞涂片背景脏乱，影响细胞观察等缺点。

随着制片技术的进步，目前宫颈细胞学检查都是采用液基制片技术，液基细胞制片避免了传统巴氏涂片的常见缺点，具有细胞显示清晰，背景干净的特点。液基细胞学检查，TCT 又称膜式液基细胞学检查，是通过滤过膜转移细胞的制片技术；LCT 检查又称沉降式液基细胞学检查，采用的是细胞沉降技术。两者都能够很好地检测出宫颈癌及癌前病变。

目前宫颈细胞学采用国际通用的 TBS 报告系统。报告系统从标本采集的满意度到是否存在宫颈癌及癌前病变都有详细的描述。

(1) 不满意标本（图 10-22）：因为细胞量过少、血液或黏液或杂质成分过多，导致无法准确评估是否存在病变。遇到这种情况，需要 2~4 个月后重复细胞学检查。

想要尽量避免不满意标本的产生，就需要注意以下事项：①标本采集前 3 天应避免性交、阴道检查、阴道清洗及上药；②宫颈黏液较多时，应使用干棉签将黏液轻轻拭去；③阴道出血时应避免采集标本；④标本采集后立即放入细胞保存液中。

(2) 无上皮内病变或恶性病变（NILM）：宫颈细胞学检查没有查到癌及癌前病变。常有以下几种情况。

① 正常宫颈细胞（图 10-23）。

② 反应性改变：多见于炎症（包括修复性改变）、淋巴滤泡性宫颈炎、放疗相关改变及宫内节育器导致的细胞改变等。

③ 见到生物性病原体：宫颈细胞学能够查见以下几种病原体感染。

a. 线索细胞（图 10-24）：提示可能存在菌群失调导致的

病理知多少：借你一双慧眼，看透疾病本质

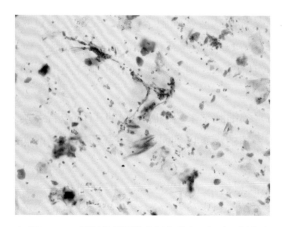

▲ 图 10-22　显示的是不满意标本的宫颈细胞，图中大量棕色颗粒状、片状物，是由于阴道上药导致，细胞模糊不清，背景脏乱，无法进行有效的细胞学评估（宫颈液基细胞，沉降式，巴氏染色，×40 倍）

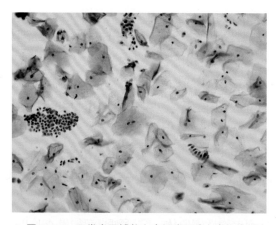

▲ 图 10-23　正常宫颈鳞状上皮细胞及腺上皮细胞，玫红色及湖蓝色像荷包蛋的是鳞状上皮细胞，蜂窝状和栅栏状排列的细胞团是腺上皮细胞（巴氏染色，×40 倍）

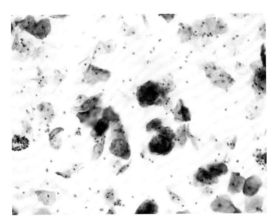

▲ 图 10-24　可见像荷包蛋一样的宫颈鳞状上皮细胞表面撒上了一层"胡椒面"，这一层"胡椒面"就是感染宫颈鳞状上皮细胞的球杆菌（巴氏染色，×40 倍）

细菌性阴道病。

b. 细菌：形态上符合放线菌（图 10-25）：提示可能存在放线菌感染，通常与放置宫内节育器有关。

c. 霉菌（真菌）（图 10-26）：提示存在念珠菌属感染。

d. 滴虫（图 10-27）：提示存在滴虫感染。

e. 疱疹病毒感染（图 10-28）：提示存在单纯疱疹病毒感染。

细胞变化符合巨细胞病毒感染：提示存在巨细胞病毒感染。

(3) 宫颈异常细胞：细胞学检查报告中发现宫颈异常细胞，患者需要到宫颈科就诊，进一步检查、治疗。常见宫颈异常细胞主要包括以下几种。

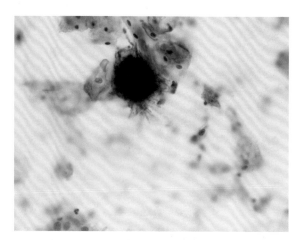

▲ 图 10-25　像绒线团一样的结构就是放线菌，宫颈细胞涂片中见到放线菌，通常与放置宫内节育器有关，有时可见宫腔积脓（巴氏染色，×40 倍）

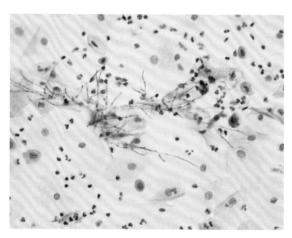

▲ 图 10-26　竹节样的结构是念珠菌的菌丝，紫红色的"瓜子"是念珠菌的孢子（巴氏染色，×40 倍）

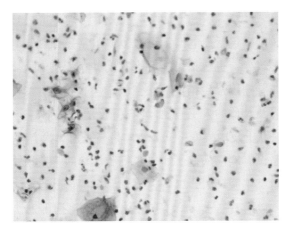

▲ 图 10-27　可以见到多个灰色水滴样的滴虫，还能扩大紫红色肿胀的念珠菌孢子，同时宫颈的鳞状上皮细胞出现反应性变化，表现为：胞浆残破、细胞染色嗜双色性（巴氏染色，×40 倍）

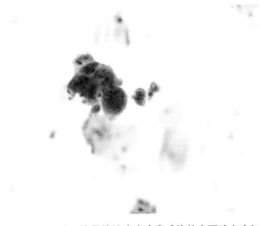

▲ 图 10-28　显示的是单纯疱疹病毒感染的宫颈腺上皮细胞团，细胞呈镶嵌状排列，细胞核中可见病毒包涵体（巴氏染色，×40 倍）

① 非典型鳞状上皮细胞 – 意义不明确（ASC-US）：涵盖范围较广，包括高危型（致瘤型）HPV 感染和与肿瘤无关的细胞学改变，也包括可能有潜在的鳞状上皮内病变，甚至癌变。非肿瘤因素包括炎症、空气干燥、萎缩、变性、激素等作用以及其他的人工假象。经宫颈活检证实 18%～22% 是低级别鳞状上皮内病变；5%～7% 是高级别鳞状上皮内病变；大多数是没有癌前病变。所以当细胞学诊断非典型鳞状上皮细胞 – 意义不明确时，患者需要到宫颈门诊就诊做进一步分流检查，包括 HPV 检查及阴道镜检查等（图 10–29）。

② 非典型鳞状上皮细胞 – 不除外高级别鳞状上皮内病变（ASC-H）：细胞学表现高度可疑存在高级别鳞状上皮内病变

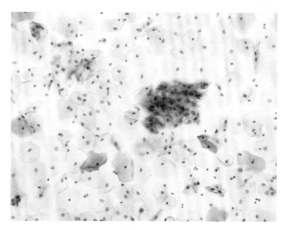

▲ 图 10–29　ASC-US 的显微细胞照片，成团的异形细胞表现为细胞核增大，较周围中层鳞状上皮细胞核直径增大 2～2.5 倍，细胞核染色加深，染色质增粗，但是不足以诊断 LSIL（巴氏染色，×20 倍）

（HSIL），但是不具备高级别鳞状上皮内病变的判读标准。大多数非典型鳞状上皮细胞 - 不除外高级别鳞状上皮内病变者宫颈活检结果为高级别鳞状上皮内病变，少部分为低级别鳞状上皮内病变、腺上皮病变或萎缩等非肿瘤病变。需要及时就诊，进一步检查（图 10-30）。

③ 低级别鳞状上皮内病变（LSIL）：低级别是指并发癌或将来发生癌的风险低。一般无临床症状，由细胞学筛查或阴道镜检查发现（图 10-31）。大多数为高危型 HPV 感染，少部分为低危型 HPV 感染。60% 以上的低级别鳞状上皮内病变会自行消退，20%～30% 维持低级别鳞状上皮内病变状态，10% 会进展为高级别鳞状上皮内病变，小于 1% 在漫长

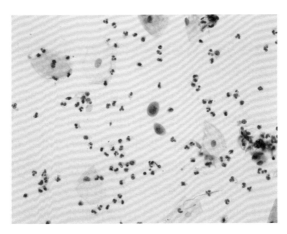

▲ 图 10-30　中间两个细胞显示核浆比增大，细胞核染色加深、染色质增粗，细胞核膜不光滑。整张片子仅有这两个异形细胞，所以仅能诊断 ASC-H（巴氏染色，×40 倍）

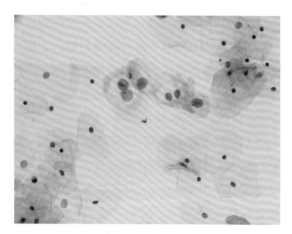

▲ 图 10-31　图中间的四个异形鳞状上皮细胞，表现为细胞浆可见核周空洞，细胞核增大，跟周围正常中层鳞状上皮细胞核相比，直径大于 3 倍，可见双核，细胞核染色加深、染色质增粗（巴氏染色，×40 倍）

的时间后进展为癌。需要进一步检查，以了解是否伴发高级别鳞状上皮内病变。

④ 高级别鳞状上皮内病变（HSIL）：高级别是指进展为癌的风险明显增加，未经治疗的高级别鳞状上皮内病变 10%～20% 可以进展为癌，少部分可以自行消退。据文献统计，高级别鳞状上皮内病变通常早于浸润癌 20 年发病。需要及时就诊、接受进一步检查及治疗（图 10-32）。

⑤ 鳞状细胞癌（图 10-33）：恶性肿瘤，处于早期的时候及时治疗，可以取得良好的治疗效果。

⑥ 非典型腺细胞（AGC）：包括非典型子宫颈管腺细胞及非典型子宫内膜腺细胞（图 10-34）。腺上皮细胞有异形，

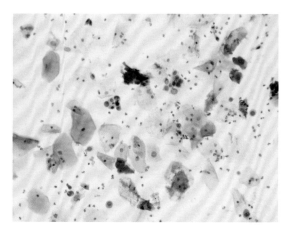

▲ 图 10-32　成团及散在的异形鳞状上皮细胞核明显增大，细胞核浆比明显增高，细胞核大小不一，细胞核染色深、核染色质粗糙，核膜不光滑（巴氏染色，×40 倍）

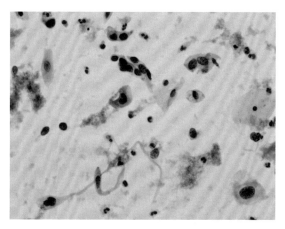

▲ 图 10-33　显示鳞状上皮细胞异型性明显，见畸形鳞状上皮细胞及肿瘤素质（巴氏染色，×40 倍）

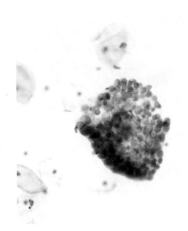

▲ 图 10-34　可见细胞团表现为细胞排列拥挤、细胞核增大，出现小核仁。不能明确是否存在肿瘤性病变，所以考虑为 AGC（巴氏染色，×40 倍）

但是不足以确诊为癌或癌前病变。最终宫颈活检结果显示 10%～40% 为高级别鳞状上皮内病变，4%～5% 是宫颈原位腺癌，2%～7% 是子宫内膜癌，其余为宫颈或子宫内膜的非肿瘤性病变，包括宫颈炎症或修复性改变、宫颈息肉、宫颈微腺体增生、电离放射效应、子宫下段取样、子宫内膜增殖症、子宫内膜化生性改变、子宫内膜腺体 A-S 反应及宫内节育器等。需要宫颈科就诊，进一步检查。

　　⑦非典型腺细胞，倾向于肿瘤（AGC-FN）：细胞形态学变化无论从质上还是量上均不足以判读为子宫颈管原位腺癌或浸润性腺癌。最终宫颈活检显示 20%～30% 为子宫颈管原位腺癌，10% 为宫颈腺癌，40% 为子宫内膜癌，10%～15% 为高级别鳞状上皮内病变，1% 为非肿瘤病变。需要及时就

诊，进一步检查（图 10-35）。

⑧子宫颈管原位腺癌（AIS）：没有发生浸润，仍属于癌前病变。50% 的子宫颈管原位腺癌会伴发高级别鳞状上皮内病变。需要及时治疗，避免浸润性腺癌的发生（图 10-36）。

⑨腺癌：恶性肿瘤，早期的时候及时治疗，可以取得良好的治疗效果（图 10-37）。

五、妇科流产的病理报告

流产组织物需要送到病理科做什么？病理报告对患者的后续诊断、治疗，甚至再次怀孕，到底起哪些作用。

流产组织物由临床医生取下来，放入固定液后，送至病理科做病理检查。组织物的固定需要 6～24 小时，所以当日的标本，病理科第 2 天才能开始取材。然后，还要经过脱水、

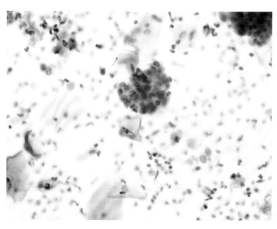

▲ 图 10-35　显示细胞团内细胞排列拥挤，细胞极性紊乱，似乎有腺腔形成，可疑存在肿瘤性病变（巴氏染色，×40 倍）

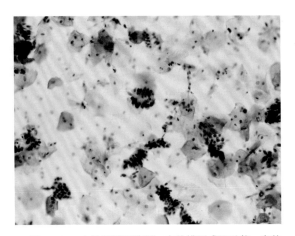

▲ 图 10–36　大量异形细胞团，有的排列成羽毛状，有的形成腺腔，细胞拥挤重叠，明显的复层排列，细胞核增大、拉长，细胞核染色深、染色质粗糙（巴氏染色，×20 倍）

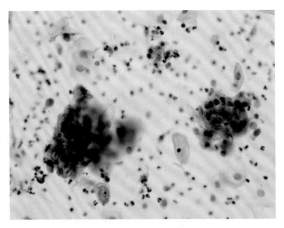

▲ 图 10–37　显示成团及散在的异形腺上皮细胞，排列拥挤，细胞大小不一，细胞核明显增大，染色质粗糙，核仁明显（巴氏染色，×40 倍）

浸蜡、包埋、切片、染色等技术制片，以及最终的病理诊断等多个环节。仅制片环节就需要经过 40 余道技术步骤，耗时十几个小时。病理诊断需要病理医生在显微镜下仔细观察，才能做出诊断。所以，病理报告要在接收到标本后 3～5 个工作日才能发出。有的时候，单凭病理切片不能够做出明确的诊断，这个时候还需要做免疫组化检查，甚至染色体检测才能明确诊断。

很多人觉得流产没什么，这一胎流掉了就结束了，对以后没有什么影响。甚至有的人连病理报告都不愿意来医院取。实际上，这样的想法是错误的。因为，流产可能会与恶性肿瘤搭边！如流产有一部分是葡萄胎导致的，葡萄胎分完全性葡萄胎和部分性葡萄胎，9%～20% 的完全性葡萄胎会进展为侵袭性葡萄胎或绒癌。部分性葡萄胎也有 0.4%～1% 的恶变风险。临床医生会对葡萄胎病人进行清宫，并对患者的血 hCG、盆腔 B 超和胸部 X 线检查等指标密切随访。

另外，还有一部分流产与炎症有关，而且会影响到下一次的妊娠结局。如慢性组织细胞性绒毛间隙炎，未经治疗的慢性组织细胞性绒毛间隙炎患者，复发率为 67%～100%。即使患者早期不发生流产，在孕 22 周以后也会发生早产，同时胎儿生长受限和死胎的发生率也很高，分别为 62% 和 46%。如果得到正规治疗，可以显著降低该病的复发风险。与复发性流产相关的流产组织物病变，还有慢性绒毛炎、慢性蜕膜炎、绒毛周围大量纤维素沉积等。这些都需要对临床组织物进行仔细的病理检查才能发现。

所以，流产需要引起足够重视，不能一刮了之。医生们会为您的生命健康保驾护航。

六、胃肠道早癌筛查及其病理报告

1. 胃肠道早癌的相关知识

(1) 胃早期癌及癌前病变：早期癌是指癌组织仅局限于黏膜层及黏膜下层，不论是否有区域性淋巴结转移。癌前病变是指与癌发生相关的病理学变化，也就是黏膜上皮内瘤变，分为低级别和高级别上皮内瘤变。

(2) 肠早癌及癌前病变：早期癌是指癌细胞局限于黏膜固有层以内，或穿透黏膜肌层浸润至黏膜下层，但未累及固有层。癌前病变是腺瘤性息肉、锯齿状息肉及息肉病。

病理科对进行筛查病人的胃黏膜组织进行 HP 的检测，如发现病人胃黏膜内有 HP（幽门螺杆菌）感染，临床医生需要对病人进行综合判断，制订相应的除菌治疗方案，以达到去除恶性肿瘤发生发展的病因。因目前研究显示，HP 感染是胃癌、胃淋巴瘤主要发病原因。

如进行病理活检的胃肠黏膜组织诊断了早癌或癌前病变，可以进行内镜下的微创治疗，避免了肿瘤发展为进展期或晚期肿瘤，大大改善了病人预后及生活质量。

(3) 胃肠道肿瘤内镜下的微创治疗：胃肠道成管道状，管道从最内层到最外层，分别是黏膜层、黏膜肌层、黏膜下层、固有肌层（平滑肌层及浆膜层）。内镜下的微创切除，主要有圈套器切除术、内镜下的黏膜切除术（EMR）及内镜下黏膜下层剥离术（ESD）。内镜下的黏膜切除术（EMR）及内镜下黏膜下层剥离术（ESD）只在黏膜层及黏膜下层较表浅的位置进行切除，保留了胃肠壁管腔的完整性，对胃肠功能的影响降到最低，使病人既能得到充分的治疗，也能不影响生活质量，是目前胃肠道早癌治疗的主要手段。

在临床实践中，需要采取什么方式的微创切除，取决于病变的大小及深度，以及病变是否有蒂以及蒂的粗细，如病变<0.5cm 的微小病变可以圈套器切除术；>0.5cm、<1cm采用内镜下的黏膜切除术，>2cm 病变需选择内镜下黏膜下层剥离术。

进行微创手术可达到微创切除癌症，微创手术最大的优点是创伤小，费用低，患者住院时间短，恢复快。微创手术切除的病变组织需要送到病理科进行手术效果及病变程度的进一步评估，以决定是否需要进行追加外科根治性手术。

2. 胃肠道早癌病理报告的解读

(1) 圈套器切除的报告：该类手术报告一般适用于小的息肉（<0.5cm）或有细蒂，病理报告大多为增生性息肉、低级别的腺瘤。

(2) 内镜下的黏膜切除术：一般适用于>0.5cm，<1cm的息肉及腺瘤或黏膜病变（这类病变简单易切除也可以用冷圈套器切除术）。对于>1cm、<2cm 需要整块病变切除。该技术应用范围较广，病理报告也主要有腺瘤、息肉，对于腺瘤伴有高级别病变或癌变的标本，是需要对手术切缘尤其是基底切缘进行仔细评估，以便临床医生进行后续处理，如有

癌变的病变如果切缘有癌残留，是需要后续临床进行评估是否进行内镜下黏膜下层剥离术还是进行根治性手术。

(3) 对于直径>2cm 及内镜下的黏膜切除术难于进行一次性切除的病变均需进行内镜下黏膜下层剥离术（ESD），内镜下黏膜下层剥离术是一种较新的技术，内镜下黏膜下层剥离术较内镜下的黏膜切除术可以获得更高的完整切除率及更低的切除后复发率，在没有内镜微创治疗以前，对于较大病变即使是癌前病变，甚至是良性肿瘤都需要进行开腹进行病变加部分胃肠组织切除术。所以胃肠微创治疗避免了部分病例的过度手术治疗，如图所示病例（图 10-38）的大病灶，在没有内镜下微创手术前是需要剖腹进行创伤较大的外科手术的。

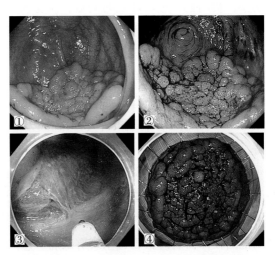

▲ 图 10-38　大病灶：①内镜下显示较大肿瘤；②③内镜下切除操作；④内镜切除的标本（感谢上海市第一人民医院内镜中心徐凯主任的供图）

内镜下黏膜下层剥离术（ESD）的病理标本以高级别病变及癌变的标本居多，需要对标本进行仔细地取材、拍照、复原等烦琐的工作，同时病理报告的内容更丰富，需要报告病变大小、组织学类型，是否侵及黏膜肌层，如果侵及黏膜肌层下，需要报告肿瘤浸润黏膜肌层下最深的病变距离黏膜肌层的距离，如在食管超过 0.02cm，胃如果超过了 0.05cm，肠超过了 0.1cm，就需要结合临床进行追加外科手术（就是根治性外科手术）。报告还需要仔细评估是否有淋巴管或血管内癌栓，如果有也是要追加外科手术的。因病理报告里的内容直接决定了病人下一步的处理，所以，从标本离体到病理报告的签发，每一个步骤都必须精准规范到位，才能保证最后病理报告的精准。

从精准规范标本的处理，到病理报告的签发，所有流程如下。

(1) 病理标本需要临床医师将组织展平，展平时力度要轻柔，防止组织牵拉过度造成损伤变性，黏膜面向上，固定于泡沫板或软木板上，并标记口侧及肛侧方向等规范的处理。

(2) 护士及时固定于 10% 福尔马林里，固定液超过标本体积的 10 倍以上，并记录标本离体时间及固定时间。

(3) 病理医生取材前须对标本大小、肉眼所见标本类型进行仔细评判，如食管需要进行碘染辨别病变，对侧切缘与基底切缘用不同颜色染料进行标记，沿着同一方向每间隔 1～2mm 平行切开，全部取材，按同一方向立埋，记录组织块对应的部位，同时进行拍照，以便报告时进行复原。

(4) 病理技术员需要对病理组织包埋时需要立埋，对有卷曲的组织轻柔进行伸直展开，切片时需要将组织切完整，最大面展示标本组织信息，染色时注意观察染色深浅，色彩亮度要把握好，切片质量优良；病理医生报告时需要仔细观察，报告以上描述的内容，尤其是对于浸润到黏膜肌以下的癌组织，一定要进行仔细的测量浸润最深处到黏膜肌的距离。

内镜下黏膜下层剥离术标本病理范例：食管内镜下黏膜下层剥离术（图 10-39）、胃癌内镜下黏膜下层剥离术（图 10-40）、肠癌内镜下黏膜下层剥离术（图 10-41）。

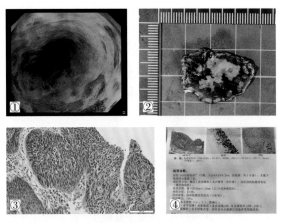

▲ 图 10-39 食管内镜下黏膜下层剥离术病例示例：①内镜下显示肿瘤；②内镜切除的标本；③肿瘤的显微镜下图片（**HE，×40 倍**）；④病理报告

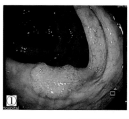
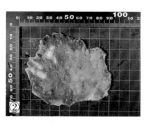
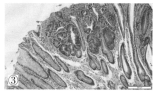
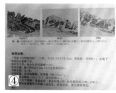

▲ 图 10-40　胃癌内镜下黏膜下层剥离术病例示例：①内镜下显示肿瘤；②内镜切除的标本；③肿瘤的显微镜下图片（HE，×40 倍）；④病理报告

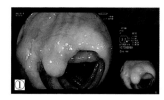
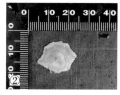
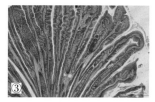
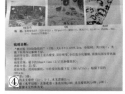

▲ 图 10-41　肠癌内镜下黏膜下层剥离术病例示例：①内镜下显示肿瘤；②内镜切除的标本；③肿瘤的显微镜下图片（HE，×40 倍）；④病理报告（感谢上海市东方医院病理科张黎主任提供图 10-39 至图 10-41 图片）

(5) 内镜下黏膜下层剥离术（ESD）标本病理处理及病理报告：对于内镜下黏膜下层剥离术标本的处理和规范性病理报告工作，不仅所涉及的人员众多，所进行的操作步骤也是烦琐、精细的。所以，要想做好内镜下黏膜下层剥离术（ESD）早癌标准的规范的病理报告，所有环节上的关键人员都必须仔细规范，才能取得优良的效果。①如果临床医生没有按规范对内镜下黏膜下层剥离术标本在泡沫板进行展平，或展平时对组织牵拉太用力，使组织变性损伤，导致后续取材困难，病理就不可能进行精准的评判，如图 10-42；②如果护士没有对标本进行及时规范的固定，导致组织变性，以至于病理不能进行规范取材等，如图 10-43；③如果病理医生没有规范取材，不能按照规范进行拍照复原等烦琐细致的取材工作，会导致切片不能最好的呈现标本所反应的信息，以致最后对需要报告的内容不能做到精准，如图 10-44 至图 10-46；④如果病理技术员在组织包埋、切片、漂片、染色

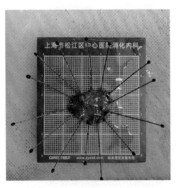

▲ 图 10-42　内镜医生规范展平组织

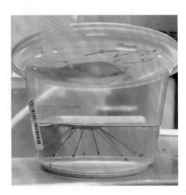

▲ 图 10-43　规范的组织固定

等所有环节不规范或不仔细，都会导致功亏一篑，前功尽弃，如图 10-47。所以，要做好胃肠道早癌内镜下黏膜下层剥离术标本的处理和诊断，必须要进行所有关键环节的人员进行规范标准的培训，才能保证最后病理诊断的精准，才能起到指导临床的作用。

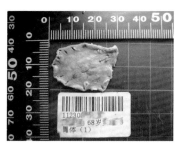

▲ 图 10-44 病理医生规范取材

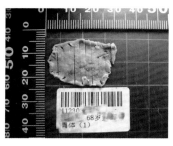

▲ 图 10-45 病理医生规范取材

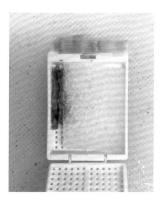

▲ 图 10-46 病理医生规范取材

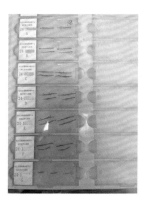

▲ 图 10-47 病理技术员规范组织切片

参考文献

[1]　王芳，汤璧蔚，董乐，等.蓖麻肌动蛋白基因的克隆、抗体制备和表达分析 [J].华北农学报，2020, 35(03): 12–23.

[2]　王惠国.在肝脏穿刺组织病理诊断中免疫组化的应用价值体会 [J].中国实用 医药，2023, 18(13): 74–76.

[3]　丁会珍，刘丹丹，程霞，等.细胞蜡块制备方法的应用进展 [J].现代肿瘤医 学，2021, 29(07): 1259–1262.

[4]　沈元龙，李琳，吴子豪.术中冰冻切片快速免疫组化 HE 染色技术诊断硬化 性肺细胞瘤和肺腺癌的应用对比 [J].安徽医学，2019, 40(12): 1392–1395.

[5]　龚西瑜，孟刚，梅蔚德.细胞涂片检测乳腺癌雌激素受体的价值 [J].临床与 实验病理学杂志，1992(04): 296–297.

[6]　王玉，付刚.印片细胞学联合快速免疫组织化学染色细胞学检测对乳腺癌前 哨淋巴结转移的诊断价值 [J].河南医学研究，2021, 30(10): 1821–1822.

[7]　鲍鹏，余斯琦，苏春玉，等.组织蛋白表达水平检测方法的比较分析 [J].天 津师范大学学报 (自然科学版), 2019, 39(01): 46–50.

[8]　黄晨，丛琳，潘丽娜，等.间接法、ABC 法和 UltraVision 法免疫组化染色效 果的比较 [J].临床与实验病理学杂志，2019, 35(12): 1484–1485.

[9]　解立武.免疫组织化学技术提高临床病理诊断水平 [J].健康向导，2021, 27(04): 14–15.

[10]　陈思嘉，瞿景光，肖尚领，等.肿瘤的分子病理诊断及临床意义 [J].中国社 区医师，2013,15(5):260.

[11]　李寅.分子病理诊断的现状与思考 [J].世界最新医学信息文摘， 2018,18(65):39–41.

[12]　张萍，武晓楠，聂鑫，等.晚期肺腺癌 EfiFR 基因突变及临床特征分析 [J]. 实用肿瘤杂志，2018, 33(02):150–153.

[13]　刘鑫，刘启峰，徐晔，等.中国年轻乳腺癌的临床病理特征及预后分析 [J]. 中华医学杂志，2011,91(26):1817–1820.

[14]　Cancer genome atlas network. Comprehensive molecular portraits of human breast tumours [J]. Nature, 2012,490(7418):61–70.

[15]　Di Leo A, Gomez H L, Aziz Z, et al. Phase Ⅲ , double-blind, randomized study

comparing lapatinib plus paclitaxel with placebo plus paclitaxel as first-line treatment for metastatic breast cancer [J]. J Clin Oncol, 2008, 26(34):5544–5552.

[16] Guan ZZ, Xu BH, Arpornwirat W, et al. Overall survival benefit observed with lapatinib (L) plus paclitaxel (P) as firstline therapy in patients with HER2–overexpressing metastatic breast cancer (MBC) [J]. Cancer Res, 2010, 70(24 suppl):nrP3–14–24.

[17] 黄忠向 . 肺癌的分子病理诊断现状及研究进展 [J]. 世界最新医学信息文摘 ,2019,19(24):38–39.

[18] 姚润斯 , 马容 , 揭深秋 , 等 . 无创产前基因检测在胎儿性染色体疾病筛查中的应用 [J]. 中国产前诊断杂志 , 2020,12(1):14–16.

[19] 陈乐真 . 手术中病理诊断图鉴 [M]. 北京 : 科学技术文献出版社 ,2005.

[20] 陈贤翔 , 沈伟 . 乳腺癌术中病理诊断的价值及应用 [J]. 中国医药指南 , 2021,19(23):60–61.

[21] 杨红星 , 冯小娟 , 陈雨婷 . 保乳手术联合前哨淋巴结活检术对早期乳腺癌患者预后及乳房美容满意度的影响 [J]. 癌症进展 , 2022, 20(24): 2557–2559, 2563.

[22] 林明 , 王睿琳 . 改良根治术与早期乳腺癌保乳手术的疗效及对患者创伤后应激障碍发生的影响 [J]. 实用癌症杂志 , 2021, 36(03): 475–478.

[23] 李婷 , 王斌 . 乳腺癌整形保乳手术治疗早期乳腺癌患者临床效果观察 [J]. 临床军医杂志 , 2021, 49 (05): 582–583.

[24] 陈誉华 . 细胞分化与基因表达的时空调控 // 杨恬 . 医学细胞生物学 [M]. 3 版 . 北京 : 人民卫生出版社 , 2014:201–229.

[25] Allemani, Claudia, et al. Global surveillance of trends in cancer survival 2000–14 (CONCORD-3): analysis of individual records for 37 513 025 patients diagnosed with one of 18 cancers from 322 population-based registries in 71 countries[J]. Lancet, 2018, 391(10125): 1023–1075.

[26] 中国优生科学协会阴道镜和子宫颈病理学分会 , 中华医学会妇科肿瘤学分会 , 中国抗癌协会妇科肿瘤专业委员会 , 等 . 中国子宫颈癌筛查指南（一）[J]. 现代妇产科进展 , 2023, 32(7): 481–487.

[27] 中国医师协会全科医师分会 , 北京妇产学会社区与基层分会 . 子宫颈癌筛查结果异常人群社区管理专家建议 [J]. 中国全科医学 , 2021,24(17):2117–2121,2126.

[28] 中国优生科学协会阴道镜和宫颈病理学分会专家委员会 . 中国子宫颈癌筛查及异常管理相关问题专家共识（一）[J]. 中国妇产科临床杂志 ,

2017,18(2):190–192.

[29] 考斯 . Koss 诊断细胞学及其组织病理学基础 [M]. 王国平 , 译 . 西安：世界图书出版公司 , 2009.

[30] Kurman R J, Carcangiu M L, HerringtonC S, et al. WHO classification of tumours of female reproductive organs[M].4th ed. Lyon: IARC Press, 2014.

[31] 瑞图·内雅，（美）戴维·C. 威尔伯 . 子宫颈细胞学 Bethesda 报告系统：定义、标准和注释（原书第 3 版）[M]. 陈小槐 , 译 . 北京：科学出版社 , 2018:5.

[32] 杨敏，曹跃华，赵澄泉 . 实用妇科细胞学教程 . 北京：北京科学技术出版社 , 2014: 28–31.

[33] Wan Z,Wang T,Yang J, et al. DiagnosticYield and Performance of a Large Population-Based Cervical Cancer Screening Program in High-Risk Rural China[J]. J Cancer, 2020, 11(11):4000–4006.

[34] Pradhan D, Li Z, Ocque R, et al. Clinical significance of atypical glandular cells in Pap tests: An analysis of more than 3000 cases at a large academic women's center[J]. Cancer Cytopathol, 2016, 124(8):589–595.

[35] 常柏峰，赵琳琳，周彬 , 等 . 宫颈非典型腺细胞液基细胞学诊断的临床意义探讨 [J]. 诊断病理学杂志 , 2016, 23(2):89–91.

[36] 雷蒙德 . 胎盘和产科病理学 [M]. 陶祥，李娟 , 译 . 北京：北京科技出版社 , 2020:19–27, 137–139.

[37] 赵澄泉 . 胎盘诊断病理学 [M]. 北京：北京科学技术出版社 , 2022:23–28, 155–157.

[38] 赫捷，陈万青，李兆申 , 等 . 中国胃癌筛查与早诊早治指南 [J]. 中国肿瘤 , 2022, 31(7):488–527.

[39] 国家癌症中心中国结直肠癌筛查与早诊早治指南制订专家组 . 中国结直肠癌筛查与早诊早治指南 [J]. 中国肿瘤 , 2021, 30(1):1 –28.